LES NÉVROSES

TRAUMATIQUES

ÉTUDE PATHOGÉNIQUE & CLINIQUE

PAR

le Docteur CROCQ fils

OUVRAGE COURONNÉ PAR L'ACADÉMIE DE MÉDECINE

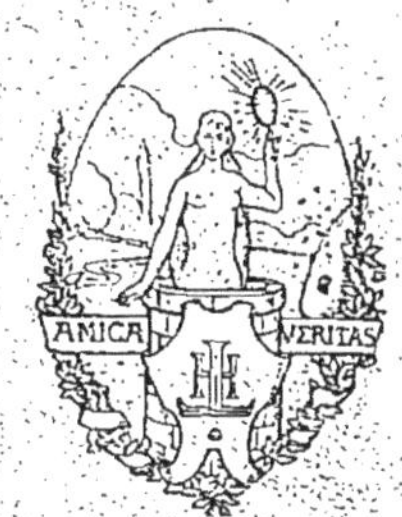

BRUXELLES

H. LAMERTIN, LIBRAIRE-ÉDITEUR

RUE DU MARCHÉ-AU-BOIS, 20

1896

LES NÉVROSES

TRAUMATIQUES

Bruxelles. — Imprimerie de F. HAYEZ, rue de Louvain, 112.

LES NÉVROSES

TRAUMATIQUES

ÉTUDE PATHOGÉNIQUE & CLINIQUE

PAR

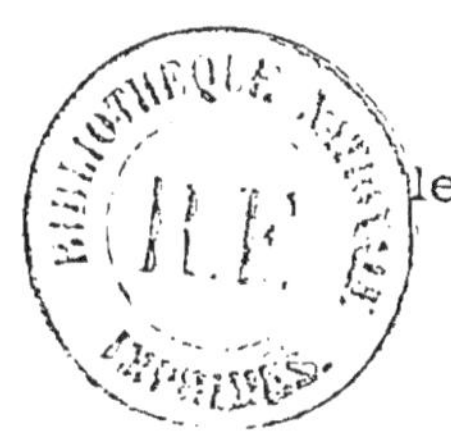

le Docteur CROCQ fils

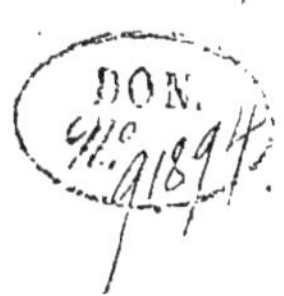

OUVRAGE COURONNÉ PAR L'ACADÉMIE DE MÉDECINE

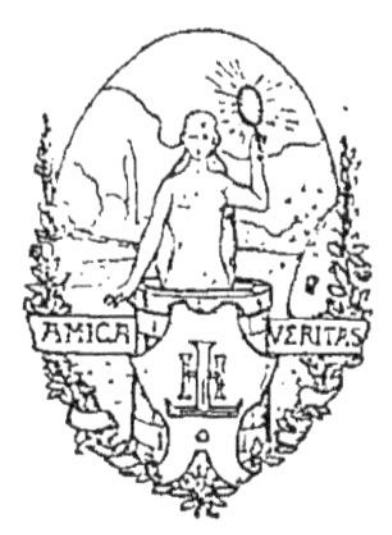

BRUXELLES

H. LAMERTIN, LIBRAIRE-ÉDITEUR

RUE DU MARCHÉ-AU-BOIS, 20

1896

AVANT-PROPOS.

—

L'étude des névroses traumatiques offre actuellement un intérêt énorme à deux points de vue bien différents : la clinique et la médecine légale.

Les troubles nerveux consécutifs aux traumatismes ne présentent, en effet, pas seulement l'importance médicale pure des autres affections nerveuses, ils sont encore le sujet de procès très fréquents et souvent le point de départ de vives polémiques entre les experts nommés par les tribunaux.

Que de fois, — nous en rapportons quelques exemples, — des contradictions flagrantes ont existé dans les rapports des médecins chargés de déclarer si un individu. victime d'un accident, mérite ou non une indemnité ! Que de fois aussi, les experts ayant conclu à une guérison certaine et rapide, ne vit-on pas la maladie aller en s'aggravant de plus en plus et amener même la mort du patient !

C'est que l'accord est loin d'être établi entre les différents auteurs qui se sont occupés des accidents nerveux consécutifs aux traumatismes. Tandis que les uns considèrent les névroses traumatiques comme étant de nature purement fonctionnelle, par suite éminemment curables, d'autres les croient d'origine organique, et par conséquent d'un pronostic grave. La confusion la plus profonde règne encore sur la pathogénie des névroses traumatiques et cette confusion dépend, à notre avis, de l'exclusivisme des observateurs.

Un traumatisme s'accompagne parfois d'une émotion vive, comme il peut aussi être trop brusque, trop subit pour avoir impressionné le cerveau de celui qu'il atteint. Dans les deux cas, on peut observer des troubles nerveux consécutifs ; mais seront-ils toujours semblables ? Est-il permis, par exemple, d'identifier une affection se manifestant à la suite d'un accident de chemin de fer, d'une explosion, etc., avec une autre qui se produirait consécutivement à une brûlure, une morsure ou tout autre traumatisme insignifiant ?

Évidemment non. La clinique établit clairement que les troubles nerveux se montrant à la suite de ces deux espèces bien différentes de traumatismes, sont loin d'être semblables.

Les premiers, ceux qui s'accompagnent d'une commotion violente, qui agissent le plus souvent sans l'aide d'aucune émotion morale, sont excessivement graves, rebelles à tout traitement ; ils suivent une évolution progressive que rien ne peut arrêter, qui se termine par la déchéance physique et intellectuelle et quelquefois par la mort.

Les seconds, qui succèdent généralement à un traumatisme léger, s'accompagnant d'une émotion morale vive, sont le plus souvent curables ; ils ne mettent pas la vie du patient en danger.

Les uns présentent tous les caractères d'une affection organique des centres nerveux, évoluant lentement, mais progressivement ; les autres sont de nature purement fonctionnelle et ne correspondent, dans l'état actuel de la science, à aucune altération anatomo-pathologique.

C'est en nous basant sur cette idée que nous avons divisé les troubles nerveux consécutifs aux traumatismes en deux catégories bien distinctes, suivant qu'ils dépendent ou non d'altérations matérielles du système nerveux.

On nous objectera sans doute que, dans un travail consacré aux névroses traumatiques, il ne faut pas s'occuper
des affections organiques que peuvent amener les traumatismes. Nous répondons à cette objection en nous efforçant
de prouver qu'il est très souvent impossible de distinguer
la nature organique ou fonctionnelle des troubles nerveux
d'origine traumatique (1).

Certes, nous avons écarté de notre étude toute la catégorie des lésions nerveuses grossières, telles que les myé-
lites aiguës, les encéphalites aiguës, que l'on observe à la
suite des traumatismes; mais nous n'avons pu négliger de
parler de ces processus chroniques et diffus qui envahissent
insensiblement l'axe cérébro-spinal et qui donnent lieu à
des manifestations semblables à celles décrites par les
auteurs sous le nom d' « hystéro-neurasthénie ».

Aussi sommes-nous les premiers à déclarer impropre le
terme de « névroses traumatiques » employé pour englober
un ensemble de troubles nerveux dont un certain nombre
dépend d'une lésion organique. Cependant les névroses

(1) Tout récemment encore, M. Rendu, dans une communication intitulée : *Contusion
générale du cerveau à symptômes insolites, simulant une névrose traumatique,*
rapportait l'histoire d'un malade, présenté par M. Debove à la Société médicale des hôpitaux
de Paris, chez lequel M. Gilles de la Tourette avait affirmé une hystérie traumatique.
L'évolution de la maladie a prouvé qu'il s'agissait bel et bien d'une lésion cérébrale (*).

« Cette interprétation, dit M. Rendu en parlant du diagnostic de M. Gilles de la
Tourette, vraie assurément dans un grand nombre de cas, ne doit pas faire oublier que
le traumatisme peut créer des lésions encéphaliques matérielles, qui nous échappent
probablement souvent et qui peuvent en imposer pour une névrose pure. Cette réserve,
que je formulais à propos du malade de M. Debove, me semble d'autant plus justifiée que
je viens de voir un cas de contusion cérébrale traumatique qui, pendant huit jours, a
offert les symptômes d'une hémiplégie purement fonctionnelle, et que j'ai commis à ce
sujet une erreur complète de diagnostic et de pronostic, jusqu'au jour où sont apparus
certains symptômes indiquant manifestement une lésion cérébrale.

» La névrose traumatique et les accidents d'hystéro-traumatisme existent certainement,
mais il ne faut pas en généraliser la fréquence. Il est possible, probable même, que sous
le nom de névrose traumatique, on englobe un certain nombre de cas où le choc mécanique de l'encéphale a déterminé des lésions réelles et qui rentrent dans l'histoire encore
incomplètement connue de la contusion du cerveau. » *(Note ajoutée pendant l'impression.)*

(*) Société médicale des hôpitaux de Paris, séance du 24 mai 1895.

traumatiques étant des affections surtout médico-légales, il n'est peut-être pas mauvais de continuer à les dénommer ainsi, tout en faisant les restrictions nécessaires.

Le terme de « névroses traumatiques » est idéal, théorique; il devrait ne comprendre que des affections purement fonctionnelles; mais comme il est absolument impossible, dans bien des cas, de certifier la nature névrosique des accidents que l'on observe, il se fait qu'en pratique, on est obligé de faire rentrer dans cette catégorie de maladies tout un groupe d'affections de nature organique.

Lorsque l'Académie a posé la question des névroses traumatiques, elle a certainement demandé une étude des maladies que l'on appelle ainsi actuellement. Or, les cas que nous rapportons à une lésion du système nerveux central sont considérés par d'autres comme de nature purement psychique; nous ne pouvons donc nous dispenser de parler de ces cas qui pourraient *a priori* sembler étrangers à notre sujet.

C'est ainsi que, dans un travail consacré à l'étude des névroses traumatiques, se trouve le titre étrange que voici : *Névrose traumatique grave avec commotion et lésions organiques probables.*

Nous avons désigné les cas qui, selon nous, dépendent de lésions organiques, sous le nom de « névrose grave » parce qu'ils sont généralement considérés comme purement fonctionnels et surtout parce qu'ils appartiennent au groupe médico-légal si important des névroses traumatiques. Nous reconnaissons l'inexactitude de notre dénomination, mais nous croyons devoir la conserver dans le but de rendre la compréhension de nos idées plus facile et de faire ressortir la distinction que nous établissons entre les névroses traumatiques pures et la névrose traumatique grave avec commotion et lésions organiques probables. En admettant la différenciation que nous adoptons pour l'étude des névroses traumatiques, on s'explique une foule de faits singuliers qui paraissent faire de ces affections des maladies spéciales.

Pourquoi, par exemple, cette incertitude pronostique que présentent les troubles nerveux consécutifs aux traumatismes? Pourquoi l'hystéro-neurasthénie traumatique est-elle dans certains cas si grave, alors que d'autres fois elle guérit complètement? Parce que tantôt il existe une lésion, tantôt il n'y a que des perturbations psychiques.

En admettant la catégorie des névroses traumatiques graves avec commotion et avec lésions organiques probables, nous trouvons les névroses traumatiques pures absolument semblables à ce que ces névroses sont lorsqu'elles se développent sous l'influence d'une cause quelconque : de même l'hystérie, la neurasthénie, l'hystéroneurasthénie, la chorée, l'épilepsie, etc., traumatiques présentent un aspect totalement analogue à celui que ces affections manifestent ordinairement.

Nous n'osons espérer avoir pu éclaircir le problème compliqué des névroses traumatiques, mais ce que nous pouvons affirmer, c'est que nous avons écrit ce travail avec conviction, après avoir longuement étudié la question et après avoir observé par nous-même plusieurs cas de névroses traumatiques.

ÉTUDE PATHOGÉNIQUE ET CLINIQUE

DES

NÉVROSES TRAUMATIQUES

*L'esprit d'exclusion est l'ennemi
de la vérité.*

CHAPITRE I.

HISTORIQUE.

L'historique des névroses traumatiques présente un vif intérêt
en raison des discussions nombreuses dont ces affections ont été
le sujet.

Bien que la connaissance approfondie des névroses traumatiques soit de date récente, on trouve dans les anciens auteurs
des cas s'y rapportant.

C'est Brodie, chirurgien anglais, qui signala pour la première
fois, en 1837, l'hystérie locale d'origine traumatique : « Il arrive
très fréquemment, dit-il (1), que les symptômes locaux de l'hystérie paraissent devoir être rattachés à l'action d'une cause extérieure, et comme l'action traumatique dont il s'agit est souvent
très légère, en disproportion apparente avec les effets produits,
ceux-ci sont souvent mal interprétés ; on les prend pour quelque
chose de très différent de ce qu'ils sont en réalité. »

Brodie ne parle que des manifestations locales d'hystérie traumatique. En 1857, Duchesne (2) consacra sa thèse inaugurale à
l'étude des maladies nerveuses consécutives aux accidents de

(1) Brodie. *Lectures illustrative of certain local nervous affections*, 1837.
(2) Duchesne. Thèse de Paris, 1857.

chemin de fer. En 1858, Robert rapporta, dans ses leçons de clinique chirurgicale à l'Hôtel-Dieu, l'histoire de plusieurs malades atteints de névroses traumatiques :

« Dans quelques cas, dit-il (1), la commotion cérébrale a un autre résultat. Les malades perdent l'usage d'un sens. J'ai vu une personne qui, à la suite de cet accident, avait totalement perdu la faculté de nommer les choses; j'ai vu également un maçon qui avait été privé de l'usage de la parole : cet homme était à l'hôpital Beaujon depuis cinquante-cinq jours; il ne se plaignait pas de céphalalgie bien intense, mais il ne pouvait dire un seul mot; la sœur me demanda de l'employer comme infirmier; j'y consentis. Un matin, il descendait l'escalier avec une infirmière qui portait une grande marmite de potage; cette femme glissa sur l'escalier et fut inondée par le potage chaud; notre homme était présent, il se prit à rire comme un fou et recouvra aussitôt la parole. Quelle est l'altération pathologique qui a pu, pendant deux mois, priver cet homme de l'usage de la parole, et qui a ensuite disparu spontanément et brusquement sous l'influence d'une cause aussi légère? Évidemment cela est impossible à dire. » C'est incontestablement d'un cas de mutisme hystérique d'origine traumatique qu'il s'agissait là.

Mais ces publications étaient vagues et indéterminées; il faut arriver à Erichsen (2), en 1866, pour trouver une étude sérieuse des maladies nerveuses dues au traumatisme. Se basant sur une autopsie, dans laquelle il trouva des lésions des centres nerveux, cet auteur considère les troubles nerveux consécutifs aux traumatismes comme dépendant de lésions organiques de la moelle épinière ou du cerveau.

D'après Erichsen, le traumatisme provoque un ébranlement des cellules de la moelle : il peut y avoir soit une commotion avec altération des fonctions, sans lésions appréciables, soit une compression de la moelle par un épanchement sanguin ou par des exsudats inflammatoires.

En 1869, Russel Reynolds (3) soutenait que la plupart des symptômes observés à la suite des traumatismes, tels que para-

---

(1) ROBERT. *Conférences de clinique chirurgicale a l'Hôtel-Dieu*, 1858-1859, p. 430.
(2) ERICHSEN. *On railway and other injuries of the nervous system*. Londres, 1866.
(3) RUSSEL REYNOLDS. *Remarks on paralysis and other disorders of motion and sensation dependent of idea, etc.* (*Brit. med. Journ.*, 1869.)

lysies, contractures, troubles de la sensibilité, etc., peuvent dépendre uniquement de l'idée : *dependent on idea*. C'est la théorie qui devait être reprise plus tard par Charcot.

Leudet (1), en 1872, parlait d'un homme qui, le lendemain d'une chute sur le dos, présentait une paralysie qui guérit spontanément; cinq ans plus tard, ce malade fut repris de paralysie à la suite d'une nouvelle chute. L'auteur croyait que la cause de ces accidents était une congestion de la moelle.

En 1878, Charcot (2), reprenant l'idée émise par Brodie, signalait le rôle important que peut avoir le traumatisme dans l'apparition de l'hystérie locale.

La même année, Westphal (3) publiait plusieurs observations de maladies nerveuses consécutives aux accidents de chemin de fer ; se ralliant à la théorie d'Erichsen, cet auteur croyait ces accidents dus à une lésion organique consistant en petits foyers de myélite et d'encéphalite.

En 1879, Leyden (4) soutenait la même opinion dans son *Traité des maladies de la moelle épinière*.

Cependant, la même année, Riegler (5) signalait des troubles nerveux analogues chez des mécaniciens et des chauffeurs ayant eu peur d'un accident. Cet auteur cherchait à prouver que depuis l'adoption des indemnités pécuniaires pour les accidents de chemin de fer, le nombre des névroses traumatiques a considérablement augmenté. En 1881, Moeli relatait quatre observations nouvelles en affirmant le rôle prépondérant de l'émotion morale dans le développement des accidents consécutifs aux traumatismes.

La même année, Hodges (6) considérait les névroses, et principalement l'hystérie, comme pouvant être provoquées par les traumatismes, et Azam (7) cherchait à prouver que le traumatisme peut engendrer de véritables psychoses.

(1) LEUDET. *Clinique médicale de l'Hôtel-Dieu*, 1872, t. I, p. 257.

(2) CHARCOT. *De l'influence des lésions traumatiques sur le développement des phénomènes d'hystérie locale.* (*Le Progrès médical*, 9 mai 1878.)

(3) WESTPHAL. *Charité-Annalen*, t. V, 1878.

(4) LEYDEN. *Traité des maladies de la moelle épinière*. Paris, 1879, p. 425.

(5) RIEGLER. *Ueber die Folgen der Verletzungen auf Eisenbahnen*. Berlin, 1879.

(6) HODGES. *So called concussion of the spinal cord.* (*Bost. med. and surg. Journ.*, n° 16, 1881.)

(7) AZAM. *Archives générales de médecine*, février 1881.

En 1883, Wilks (1), Walton (2), Putnam (3) émettaient des conclusions analogues : ils affirmaient que le traumatisme peut être mis au nombre des agents provocateurs de l'hystérie. Walton, ayant remarqué que les troubles cérébraux sont plus fréquents que les troubles spinaux à la suite des traumatismes, proposa de remplacer le terme *railway spine* des Anglais par celui de *railway brain*.

La même année, Herbert Page (4) publiait un très intéressant travail dans lequel il analysait deux cent cinquante cas de névroses traumatiques et arrivait à la conclusion que ces désordres ne sont pas dus à des lésions organiques de la moelle épinière, mais bien à des troubles fonctionnels du cerveau. Il faisait remarquer que les paralysies d'origine traumatique présentent souvent une certaine analogie avec celles qui sont provoquées par suggestion dans l'état hypnotique; il considérait l'hystérie et la neurasthénie comme les principales affections consécutives aux accidents de chemin de fer.

C'est alors que prit naissance la théorie de la névrose traumatique qui fut émise par Oppenheim (5) et Thomsen (6), de Berlin. Ces auteurs, ayant observé un grand nombre d'accidents de chemin de fer, crurent que les troubles nerveux consécutifs à ces traumatismes constituent une névrose spéciale; ils se basaient sur la fixité, la ténacité de l'anesthésie, qui ne présente pas les changements capricieux caractéristiques des anesthésies hystériques et qui dure des mois et des années. Ils invoquaient encore l'état mental particulier de ces malades, qui sont déprimés, mélancoliques, hypocondriaques.

C'est alors que Charcot (7) entra dans le débat et prétendit que

(1) WILKS. *On hemianesthesia. (Guy's hospit. reports, 1883.)*

(2) WALTON. *Case of typical hysterical hemianesthesia in a man following injury.* (*Arch. of med.*, t. X, 1883.)

(3) PUTNAM. *Recent investigations in to the pathol. of so called concussion of the spine.* (*Boston med. and surg. Journ.*, n° 10, 11 décembre 1883.)

(4) HERBERT PAGE. *Injuries of the spine and spinal cord without apparent mechanical lesion and shock in their surgical and medical agents*, 1883.

(5) OPPENHEIM. *Zur Lehre der sensor. Anaesthes.* (*Centralblatt f. d. med Wissensch.*, 1884, n° 5.) — *Ueber das Vorkommen und die Bedeutung der sens. Anaesthes.*, etc. (*Arch. f. Psych.*, Bd. XV, H, 2.) — *Berlin. klin. Wochenschr.*, 1884, n° 15.

(6) THOMSEN. *Arch. für Psych. und Neurenkrank.*, t. XV, 1884; *Ibid.*, t. XVI, 1885.

(7) CHARCOT. *Progrès médical*, 1885. (*Leçons sur les maladies du système nerveux*, t. III.)

la maladie désignée en Allemagne sous le nom de « névrose traumatique », appartient à l'hystérie et à la neurasthénie ordinaires, ou bien au mélange de ces deux affections. Il revenait ainsi à l'idée émise précédemment par Brodie (1831), Russel Reynolds (1869), Wilks, Walton, Putnam (1883).

En comparant attentivement certains cas d'hystérie aux troubles nerveux se développant à la suite de traumatismes, il prouva leur analogie ; il montra aussi que la suggestion hypnotique est capable de faire naître des phénomènes semblables de paralysie, de contracture, d'anesthésie, etc. Comme le plus souvent le traumatisme provoque des symptômes d'hystérie et de neurasthénie se surajoutant l'un à l'autre, Charcot propose le terme d'hystéroneurasthénie pour désigner ce que les Allemands avaient appelé névrose traumatique.

Pour cet auteur, le traumatisme en lui-même est peu de chose, l'idée est tout, comme l'avait dit Russel Reynolds ; les troubles nerveux dépendent pour lui d'une autosuggestion, favorisée par l'état mental particulier du patient au moment de l'accident.

C'est alors qu'eut lieu, à la Société médicale des hôpitaux de Paris, une intéressante discussion sur l'hystérie traumatique ; plus de dix malades y furent présentés par Voisin, Joffroy, Féréol, Terrillon, etc., et servirent à établir les caractères de l'hystéroneurasthénie traumatique (1).

En 1887, Bernhard (2), Gilbert Renard (3), Quinqueton (4), Bataille (5), Onimus (6), Burckardt (7), Lombroso (8) s'occupèrent de la question et se rallièrent à la théorie de Charcot.

La même année, Lacassagne (9) attribua les symptômes des névroses traumatiques à une myélite diffuse.

Il faut encore signaler, en 1887, la thèse de Berbez (10), élève de

(1) Voir *Compte rendu de la Société médicale des hôpitaux de Paris*, 25 mars 1885.
(2) BERNHARD. *Centralblatt für neur. Path.*, p. 43, 1886.
(3) GILBERT RENARD. *De la contraction hystérique, traumatique.* (Thèse de Paris,1886.
(4) QUINQUETON. *Hystérie chez l'homme.* (Thèse de Paris, 1886.)
(5) BATAILLE. *Traumatisme et névropathies.* (Thèse de Paris, 1886.)
(6) ONIMUS. *Union médicale*, 6 juin 1886.
(7) BURCKARDT. *Contribution à l'étude de l'hystérie traumatique.* (*Revue médicale de la Suisse romande*, 1886.)
(8) LOMBROSO. *La Sperimentale*, décembre 1886.
(9) LACASSAGNE. *Traité de médecine légale*, 1886.
(10) BERBEZ. *Hystérie et traumatisme.* (Thèse de Paris, 1887.)

Charcot, et en 1888, celle de Thyssen (1) qui tous deux soutinrent les idées du maître.

A la suite des travaux de l'École française, certains auteurs allemands reconnurent que, dans bien des cas, le traumatisme développe l'hystérie sans lésions des centres nerveux : dans un travail lu à la Société de médecine de Berlin, en janvier 1888, Oppenheim (2) admit que plusieurs cas de névrose traumatique observés par lui se rattachent à l'hystérie pure ; Leyden (3) émit une opinion semblable. Cependant Thomsen (4), envisageant spécialement les troubles psychiques consécutifs aux traumatismes, soutint encore qu'il s'agit d'une névrose spéciale.

Strümpell (5) distingua deux espèces de névroses traumatiques : l'une générale, l'autre locale. Cette dernière appartient à l'hystérie ; ce sont des paralysies, des contractures, des anesthésies, non accompagnées de troubles psychiques. La névrose traumatique générale constitue une maladie à part, spéciale, tenant à la fois de l'hystérie et de la neurasthénie.

La même année, Vibert (6) publia une étude médico-légale sur les blessures produites par les accidents de chemin de fer, dans laquelle il rapporte de nombreuses observations ; il semble se ranger à l'opinion d'Erichsen.

En 1889, Grasset, dans ses leçons cliniques de l'hôpital Saint-Éloi, à Montpellier, s'élève contre la théorie de l'autosuggestion : « En matière de phénomènes hypnotiques, dit-il (7), on peut trouver des analogies avec tout ; on peut simuler toutes les maladies du système nerveux avec l'hypnotisme, et, de ce qu'une malade endormie devant vous présentera absolument les mêmes symptômes d'hémiplégie qu'un autre malade qui a eu un foyer

---

(1) THYSSEN. *Contribution à l'étude de l'hystérie traumatique.* (Thèse de Paris, 1887).

(2) OPPENHEIM. *Wie sind die Erkrankungen des Nervensystems aufzufassen, welche sich nach Erschütterung des Rückenmarkes, insbesondere Eisenbahnunfällen, entwickeln?* (Berlin, 1888, et *Bull. méd.*, 1888.) — *Ueber das Wesen und den nosologischen Charakter der sich nach Eisenbahnunfällen entwikelnden Erkrankungen des Nervensystems.* (*Berl. ärztl. Corresp.*, 5.)

(3) LEYDEN Société de médecine interne de Berlin, 6 février 1888.

(4) THOMSEN. *Vier Fälle von traumatischen und Reflexpsychose.* (*Charité-Ann.*, 1888, XIII. Jahrg.)

(5) STRÜMPELL. *Ueber die traumatischen Nevrosen.* (*Berlin. klin. Woch.*, 1888, Heft 3.)

(6) VIBERT. *Étude médico-légale sur les blessures produites par les accidents de chemin de fer.* Paris, 1888.

(7) GRASSET. *Leçons sur l'hystérie traumatique*, 1889, p. 90.

d'hémorragie cérébrale, vous ne conclurez pas, je pense, que les accidents sont de même nature et qu'il s'agit dans les deux cas d'une paralysie d'origine psychique.

» Il me semble donc que cette théorie ne peut s'étayer sur aucun point démonstratif et que rien n'établit l'existence du mécanisme si compliqué, auquel l'École de la Salpêtrière paraît cependant tenir beaucoup. Il y a des faits, cités par Charcot, dans lesquels la paralysie n'est survenue que plusieurs jours après le traumatisme : comment faire intervenir dans ces cas l'idée de paralysie qu'aurait dû avoir le malade, au moment de l'accident? Je ne crois pas que cet intermédiaire soit nécessaire ; aussi ne le ferai-je pas entrer dans la définition des accidents que nous étudions, et je vous proposerai de définir l'hystéro-traumatisme : *une névrose générale et plus spécialement cérébrale, appartenant à la famille des hystéries et développée par le traumatisme chez un sujet dont la prédisposition ne s'est pas nécessairement affirmée antérieurement par son histoire personnelle ou par son hérédité.* »

On le voit, Grasset considère l'hystérie traumatique comme une hystérie spéciale, caractéristique.

En 1887, Guinon (1), dans sa thèse inaugurale sur les agents provocateurs de l'hystérie, soutient les idées de son maître Charcot. A la même époque, Oppenheim (2) publia une monographie sur *Les Névroses traumatiques*, dans laquelle il n'abandonne pas sa théorie de la nature particulière de la névrose consécutive aux traumatismes, mais où il admet cependant que certains de ces cas doivent être rapportés à l'hystérie.

En 1890, Oppenheim (3) dit : « Il y a une différence capitale entre une paralysie et une anesthésie hystérique développée sous l'influence du traumatisme et la névrose traumatique, du fait même de la curabilité de leurs manisfestations. D'un côté, l'état hystérique nous vient en aide, car, par une excitation relativement faible, on peut mettre en œuvre l'émotivité qui rétablit la capacité de conduction ; dans la névrose traumatique, cet état fondamental nous fait défaut, et par là nous est fermé le chemin le plus commode pour le rétablissement de la conductibilité ner-

(1) GUINON. *Les agents provocateurs de l'hystérie.* Paris, 1889. p. 44.
(2) OPPENHEIM. *Die traumatischen Nevrosen.* Berlin, 1889.
(3) OPPENHEIM. *Thatsächliches und Hypothetisches über das Wesen der Hysterie.* (*Berlin. klin. Woch.*, juin 1890, n° 23, p. 553.)

veuse une fois coupée. » Cet auteur revient donc toujours à son idée première qu'il existe une névrose spéciale, la névrose traumatique.

En 1891, Bouveret (1) fit une étude assez détaillée de l'hystérie et de l'hystéro-neurasthénie traumatiques, dans laquelle il défend les idées de l'École de la Salpêtrière.

La même année, Page (2) publia un nouvel ouvrage dans lequel il affirme qu'aucune personne raisonnable ne peut douter actuellement que le traumatisme provoque l'hystérie ; il dit que le meilleur terme que l'on puisse appliquer aux désordres nerveux consécutifs aux traumatismes, est celui d'*hystérie traumatique* ; il ajoute : « Une étude très soigneuse des écrits d'Oppenheim m'a conduit à cette conclusion qu'il n'y a pas une très grande différence entre ses opinions et celles que j'ai moi-même mises en avant. »

La question des névroses traumatiques fut encore étudiée en 1891 par Guillemaud (3), Levillain (4), et Brainerd (5).

En 1893, au douzième Congrès de médecine interne tenu à Wiesbaden, toute la matinée du 14 avril fut consacrée à l'étude des névroses traumatiques (MM. Strümpell et Wernicke, rapporteurs).

Strümpell comprenant sous le nom de névroses traumatiques un ensemble de phénomènes en relation étiologique avec un trauma, mais sans rapport avec une lésion organique du système nerveux périphérique ou central, croit que l'action mécanique n'est le plus souvent pour rien dans l'apparition de la névrose ; il estime que l'agent provocateur de ces troubles est l'émotion morale, l'influence psychique. Cependant il admet que, dans certains cas exceptionnels, ces manifestations peuvent dépendre d'une véritable commotion.

L'opinion de Wernicke, le co-rapporteur de Strümpell, diffère sensiblement de la précédente. Cet auteur croit que toutes les névroses recevront dans l'avenir leur explication anatomo-pathologique. Il déclare que sur cent cas de névroses traumatiques, il

---

(1) BOUVERET. *La neurasthénie.* Paris, 1891. p. 238.
(2) PAGE. *Eisenbahn Verletzungen in forensischer und klinischer Beziehung.* Berlin, 1891.
(3) GUILLEMAUD. *Des accidents de chemin de fer.* Paris, 1891.
(4) LEVILLAIN. *La neurasthénie.* Paris, 1891.
(5) BRAINERD. *Medical Standard*, 1891.

n'a pas observé une seule fois l'hystérie à stigmates, décrite par Charcot, ce qu'il attribue à la différence que présente l'hystérie en France et en Allemagne, résultant très probablement d'une différence entre les cerveaux des deux races ; il croit l'hystérie traumatique décrite par Charcot peu compréhensive, étant appliquée tantôt à l'hystérie véritable, tantôt à la neurasthénie, tantôt à l'épuisement nerveux. Il pense qu'il faut distinguer la neurasthénie, l'hystérie, l'hystéro-neurasthénie traumatiques, comme autant de groupes neurologiques différents auxquels on sera conduit à adjoindre, sous peu, d'autres groupes encore. La plupart des médecins allemands ont, avec Bäumler, approuvé la dénomination de névroses traumatiques dans le but d'écarter les cas où les troubles nerveux sont dus à des lésions organiques ; mais ils redoutent qu'en pratique on porte trop inconsidérément le diagnostic de névrose traumatique ; c'est pourquoi, pour obliger à un examen approfondi, ils préfèrent désigner ces troubles sous les noms d'hystérie, de neurasthénie, d'hypochondrie traumatiques.

D'autres médecins adoptent, avec Jolly, le terme de névrose traumatique au singulier, parce qu'ils ont vu des cas se modifier et passer de l'hystérie à la neurasthénie ; d'autres auteurs encore repoussent toute appellation générale, se contentant de désigner chaque cas spécial sous le nom qui lui convient (1).

En 1893, Mlle Bychoffski (2) choisit pour sa thèse inaugurale l'étude de l'hystéro-traumatisme interne ; l'auteur eut l'occasion d'observer trois cas d'hystérie développés sous l'influence de coliques néphrétiques et hépatiques ; elle rappelle de plus quelques observations d'hystérie provoquée par la présence de vers intestinaux, et elle conclut que le passage d'un calcul biliaire ou hépatique, ainsi que la présence de vers intestinaux, sont capables de provoquer une véritable hystérie d'origine traumatique.

La même année, Blum (3), agrégé de la Faculté de Paris, publia une intéressante monographie sur l'hystéro-neurasthénie traumatique ; cet auteur croit, comme Vibert, que les névroses traumatiques se développent particulièrement à la suite d'accidents

(1) Voir Compte rendu du Congrès dans *la Semaine médicale*, 1893. p. 206.

(2) Mlle BYCHOFFSKI. *Contribution à l'étude de l'hystérie traumatique.* (Thèse de Paris, 1893.)

(3) BLUM. *De l'hystéro-neurasthénie traumatique.* Paris, 1893.

2

violents, tels que les accidents de chemin de fer ; il estime cependant que l'émotion morale joue le rôle principal dans l'apparition de ces phénomènes.

En 1894, Patricopoulo (1) fit une thèse sur le même sujet, dans laquelle il déclare qu'il y a plusieurs espèces de névroses traumatiques. « Il n'existe pas *une* névrose traumatique, dit-il (2), mais *des* névroses traumatiques.

» Sous l'influence d'un trauma, chaque organisme répond d'une façon spéciale ; tandis que la plupart des traumatisés restent indemnes de toute affection nerveuse, d'autres, pour des raisons que nous aurons à examiner, se voient atteints d'une névrose, mais celle-ci varie suivant les sujets, et l'on pourra voir se développer une neurasthénie pure, une hystérie pure, un mélange de ces deux affections sous forme d'hystéro-neurasthénie, une maladie de Parkinson, ou encore un de ces états psychiques, encore mal définis, parents très rapprochés des autres névroses, mais dont la différenciation clinique et la délimitation précise sont encore à peine entrevues. »

En parcourant, ainsi que nous venons de le faire, l'histoire bibliographique des névroses traumatiques, on voit que quatre théories se trouvent en présence : la théorie de l'hystérie traumatique, que, dès 1837, Brodie faisait entrevoir, et qui, bien qu'ayant une origine anglaise, est devenue depuis celle de l'École française ; la théorie de la nature organique des troubles nerveux consécutifs aux traumatismes, théorie émise par Erichsen (1886) et qui peut être désignée sous le nom d'anglaise, bien que de nombreux auteurs allemands s'en soient déclarés partisans ; la théorie de *la* névrose traumatique, inaugurée par Oppenheim (1884) et Thomsen (1885), qui est bien la théorie allemande ; enfin la théorie de Grasset (1889), admettant l'existence d'une hystérie traumatique distincte de l'hystérie vulgaire.

De ces quatre théories, celle qui compte actuellement le moins de partisans, c'est celle de Grasset ; celle qui en compte le plus, c'est celle de Brodie et Charcot. Toutes les quatre cependant sont encore soutenues par certains auteurs.

---

(1) Patricopoulo. *Contribution à l'étude de la neurasthénie d'origine traumatique.* Thèse de Paris, 1894.)

(2) Patricopoulo. *Loc. cit.,* p. 11.

CHAPITRE II.

PATHOGÉNIE.

L'étude de la pathogénie des névroses traumatiques a donné lieu à d'intéressantes discussions, comme on a pu s'en rendre compte dans l'exposé historique de la question.

Erichsen, Westphal, Leyden, Lacassagne, Vibert et Wernicke pensent que les troubles nerveux consécutifs au traumatisme dépendent surtout de lésions organiques de l'axe cérébro-spinal. Il existe, en effet, deux autopsies dans lesquelles on a pu constater des lésions de la substance nerveuse à la suite de traumatismes : la première est due à Erichsen, la seconde à Wichmann (1).

Vibert croit que l'hystérie pure et simple est exceptionnelle à la suite des traumatismes; il pense que la névrose traumatique, dans l'immense majorité des cas, est produite par des accidents de chemin de fer, des chutes, des éboulements, des explosions, accidents se caractérisant par un ébranlement physique plus ou moins violent des centres nerveux.

En sa qualité de médecin légiste, il a eu l'occasion d'examiner plus d'un millier d'individus ayant reçu des coups de couteau, des balles de revolver, des contusions, ayant subi un commencement de strangulation, ayant tenté de se suicider; jamais il n'a observé chez eux la névrose traumatique, affection grave, tenace. Au contraire, sur à peine quatre cents individus victimes de grands accidents, s'accompagnant de chocs violents, il en a vu un certain nombre présenter des phénomènes de névrose traumatique. « Or, dit-il (2), les individus qui ont été blessés au cours d'une rixe, qui ont subi une attaque nocturne, une tentative

(1) WICHMANN. *Berliner klin. Wochenschrift,* n° 26, 1889
(2) VIBERT. *Loc. cit.,* 1893, p. 145.

d'assassinat, qui ont lutté ou fui longtemps et parfois au milieu des circonstances les plus dramatiques, éprouvent vraisemblablement une émotion égale à celle que peuvent ressentir les victimes d'un accident de chemin de fer. On peut admettre que, d'une manière générale, l'émotion est à peu près la même dans les deux cas. C'est seulement la nature du traumatisme qui diffère.

» Le traumatisme provocateur de la névrose, qu'il soit produit par un accident de chemin de fer ou de voiture, par une chute, par un éboulement, par une explosion, est caractérisé, je crois, par ce fait qu'il occasionne un ébranlement physique plus ou moins violent des centres nerveux.

» Cet ébranlement nerveux n'est pas douteux chez des individus qui ont reçu un choc violent à la tête et il est à remarquer que ce sont précisément ceux-là qui sont atteints dans la plus forte proportion de névrose traumatique. »

L'auteur appuie son opinion sur de nombreuses observations personnelles; il a vu des individus, surpris à l'improviste par un traumatisme localisé à la tête ou au rachis, tomber immédiatement dans le coma pendant plusieurs heures ou plusieurs jours et présenter les symptômes de la névrose traumatique. « Il est certain, dit-il (1), qu'il y a eu un ébranlement physique, une commotion des centres nerveux chez tous ces individus, qui figurent dans une forte proportion parmi les cas de névrose traumatique. »

En ce qui concerne les autres cas, ceux dans lesquels les malades n'ont reçu aucune blessure directe à la tête ou au rachis, Vibert croit également qu'ils ont subi la commotion. Cette hypothèse lui paraît nécessaire pour expliquer ce fait que la névrose se développe presque exclusivement chez les individus qui ont subi un accident considérable, tel que accidents de chemin de fer, de voiture, chute d'un lieu élevé, choc produit par la chute d'un corps pesant, explosion, éboulement, etc.

Vibert croit que l'on a beaucoup exagéré le *rôle de l'émotion*; il a remarqué que la gravité de la névrose traumatique n'est nullement en rapport avec le degré de l'émotion. Parmi les cas les plus graves, on trouve en effet des individus qui assurent n'avoir pas été effrayés, alors que d'autres sont restés emprisonnés dans les débris d'un wagon sans présenter aucun trouble nerveux grave.

(1) VIBERT. *Loc. cit.*, p. 155.

Quant au *rôle de la prédisposition*, Vibert croit qu'il n'est pas indispensable : « Le traumatisme et l'émotion suffisent, dit-il (1), à provoquer la névrose traumatique. Il n'est pas besoin que, pour être efficaces, ces causes agissent sur un individu paraissant prédisposé aux affections du système nerveux, par son hérédité, ses antécédents personnels ou certaines particularités qui caractérisent les sujets dits névropathes. »

Dans la plupart des cas observés par lui-même et par d'autres, on ne trouve aucune prédisposition.

Oppenheim, Thomsen, Strümpell, Jolly soutiennent que les accidents nerveux consécutifs aux traumatismes constituent une maladie à part qu'ils appellent la « névrose traumatique ». Oppenheim, qui, en 1884, considérait tous les cas de névroses traumatiques comme se rapportant à cette maladie spéciale, s'est montré depuis moins affirmatif; déjà en 1888, il admet que beaucoup de cas rapportés par lui à la névrose traumatique doivent être considérés comme dus à l'hystérie. En 1892, il renouvelle cette manière de voir : « Il va de soi, et jamais je ne l'ai contesté, qu'il existe des cas qui sans scrupules peuvent être considérés comme hystérie ou neurasthénie traumatique. Toutefois, pour les formes mixtes, de même que pour les cas obscurs et difficiles à classer, dont le nombre est toujours considérable, il est bon de conserver le nom de névrose traumatique (2). »

Brodie, Russel Reynolds, Hodges, Walton, Wilks, Putnam soutiennent que le traumatisme peut engendrer l'hystérie, et Charcot, Renard, Bataille, Berbez, Guinon, Bouveret, Page, Guillemaud, Levillain, Bychoffski, Patricopoulo, etc., établissent définitivement la doctrine de l'hystérie et de l'hystéro-neurasthénie traumatiques.

Contrairement à l'opinion émise par Vibert, l'École française considère le traumatisme en lui-même comme peu important et en général peu en rapport avec la gravité des phénomènes nerveux consécutifs. Le plus souvent le traumatisme est léger, c'est une entorse insignifiante, une brûlure superficielle, une coupure peu profonde, etc. Le traumatisme n'imprime aucun caractère spécial à l'hystérie consécutive qui reste toujours identique à elle-même, de telle sorte qu'il serait impossible, sans connaître

(1) VIBERT. *Loc. cit.*, p. 163.
(2) OPPENHEIM. *Die traumatischen Neurosen*. Berlin. 1892.

les commémoratifs, de distinguer l'hystérie traumatique de l'hystérie vulgaire. C'est ainsi que, d'après Charcot, le traumatisme peut provoquer l'hystérie convulsive classique.

Les auteurs allemands ont objecté à la théorie française l'état mental spécial à la névrose traumatique; Charcot leur a répondu que souvent l'hystérie ordinaire s'accompagne de phénomènes semblables, surtout chez l'homme.

Ils ont encore insisté sur la ténacité, la fixité des symptômes de la névrose traumatique; Charcot a répondu que la ténacité et la fixité des symptômes peuvent aussi se rencontrer dans l'hystérie à cause quelconque. Pour prouver ce fait, il a montré dans ses leçons deux vieilles pensionnaires de la Salpêtrière chez lesquelles les troubles sensitivo-sensoriels persistaient depuis quinze et trente-quatre ans.

Charcot s'est efforcé d'expliquer par l'autosuggestion la paralysie et la contracture, deux phénomènes fondamentaux de l'hystérie traumatique; le choc local produit des sensations d'engourdissement, de faiblesse dans le membre atteint; ces sensations arrivant à un cerveau affaibli par l'émotion, dont la faculté de contrôle est absente, deviennent le point de départ de l'autosuggestion de l'impotence du membre, de son absence. Cette idée s'implante dans ce cerveau affaibli, et la paralysie, l'anesthésie se développent par segment de membre; si le traumatisme a porté sur une articulation, la jointure est immobilisée par un état de rigidité musculaire; cet état se transmet au cerveau suggestible qui réalise un véritable état de contracture.

Blum se rallie aux idées émises par Charcot, mais il ne peut s'empêcher d'avouer que le doute est possible : « Tout en me ralliant aux idées de M. Charcot, dit-il (1), je pense que dans l'état actuel de la science et en l'absence d'autopsie bien avérée, il est impossible de fournir des arguments péremptoires en faveur de l'une ou l'autre de ces hypothèses. »

Enfin Grasset adopte une théorie personnelle : il admet que le traumatisme provoque l'hystérie, mais il croit qu'il s'agit alors d'une hystérie spéciale, ayant ses caractères propres. « Il n'est pas utile, dit-il (2), de créer une névrose spéciale, mais il ne faut pas

---

(1) BLUM. *Loc. cit.*, p. 103.
(2) GRASSET. *Loc. cit.*

aller trop loin dans ce sens ; si c'est de l'hystérie, c'est du moins de l'hystérie distincte et bien spéciale par son étiologie, ses symptômes, sa marche, sa durée et même son traitement. »

Laquelle de ces quatre interprétations faut-il admettre? Faut-il, avec Erichsen, Vibert, etc., attribuer à la commotion physique et aux lésions organiques le rôle principal dans le développement des névroses traumatiques? Doit-on, avec Oppenheim, considérer la névrose traumatique comme une entité morbide à part? Est-il logique d'envisager les troubles nerveux consécutifs aux traumatismes comme étant de nature hystérique ou neurasthénique, selon les vues de Brodie, Charcot, etc.? Ou bien est-il plus rationnel de dire, avec Grasset, que les névroses traumatiques sont bien des formes d'hystérie, mais d'une hystérie spéciale, ayant ses caractères propres?

Eh bien, à mon avis, de ces quatre théories, deux doivent être rejetées et deux doivent être acceptées. Celles qu'il faut écarter sont celles d'Oppenheim et de Grasset; au contraire, celle d'Erichsen et Vibert et celle de Brodie et Charcot me paraissent fondées.

Il peut sembler étrange, à première vue, que l'on puisse défendre à la fois deux manières de voir aussi contradictoires. En y réfléchissant un peu, il est facile cependant de s'expliquer cet éclectisme.

Il est bien évident que, si l'on admet à la fois le rôle prépondérant de la commotion physique avec lésions organiques et le rôle non moins important de l'émotion morale, c'est dire que certains cas de troubles nerveux consécutifs aux traumatismes doivent être rapportés à une perturbation organique, tandis que d'autres doivent, au contraire, être envisagés comme des troubles purement psychiques, hystériques ou neurasthéniques.

On pourrait s'étonner que, dans une étude sur les névroses traumatiques, nous nous occupions de maladies organiques, et cette objection nécessite la définition de ce qu'il faut entendre par névroses traumatiques.

Doit-on considérer comme tels tous les accidents nerveux consécutifs aux traumatismes, ou bien ne faut-il y rapporter que les troubles purement fonctionnels, véritablement névrosiques? Il est évident que, théoriquement, on ne devrait considérer comme névroses traumatiques que des affections nerveuses purement fonctionnelles, se manifestant à la suite des trauma; mais en pratique, la tâche n'est pas facile lorsqu'il s'agit de discerner si tel cas se rapporte à des troubles fonctionnels, tel autre à des lésions organiques. Il sera certes possible d'écarter du groupe des névroses traumatiques une myélite ou une encéphalite aiguë, consécutives à un trauma, mais pourra-t-on diagnostiquer sûrement des lésions chroniques diffuses des centres nerveux, s'établissant insensiblement et s'accompagnant de troubles fonctionnels très marqués? Non, car, dans ces cas, le plus souvent les symptômes organiques seront masqués par la prédominance des phénomènes fonctionnels, qui pourront faire croire à l'existence d'une névrose pure là où il y a réellement un point de départ organique. Aussi ne sera-t-il pas toujours possible, pratiquement, de discerner si un individu, à la suite d'un traumatisme violent, est ou non atteint d'une névrose traumatique véritable, ou si ses centres nerveux sont le siège de perturbations organiques. C'est ainsi que l'on trouve dans les auteurs qui ont écrit sur les névroses traumatiques des observations dont l'interprétation offre de grandes difficultés au sujet de savoir si elles se rattachent à des individus ayant ou non des désordres organiques des centres nerveux.

De cette impossibilité de diagnostiquer sûrement l'état des individus traumatisés, il résulte que, bien qu'il faille écarter de l'étude des névroses traumatiques toutes les affections nerveuses organiques bien caractérisées, on ne peut restreindre ce terme au groupe *idéal* des névroses pures, essentiellement psychiques.

Le terme de névroses traumatiques n'est donc pas scientifiquement exact; il est bon cependant de le conserver en pratique pour indiquer le groupe de maladies médico-légales tant étudiées dans ces dernières années.

Il est quelquefois impossible, ai-je dit, d'affirmer que l'on est en présence de troubles nerveux fonctionnels consécutifs aux traumatismes ou de phénomènes dérivant d'une lésion organique. Afin de montrer l'importance que peuvent acquérir les divergences des appréciations médicales à ce sujet, je vais relater trois observations inédites dans lesquelles les troubles nerveux consécutifs au trauma ont été considérés par les uns comme purement fonctionnels, par les autres comme résultant des lésions organiques des centres nerveux.

Observation I (inédite), affaire B....

I. — *Certificats des docteurs B.... et D....*

« Nous soussignés, B...., docteur en médecine à Morlanwelz, et D...., docteur en médecine à La Hestre, certifions avoir examiné ensemble, en consultation, le nommé B...., ouvrier mineur à La Hestre. Nous certifions avoir constaté chez ce malade de l'anémie cérébrale, se caractérisant par les symptômes suivants, que nous avons relevés : Pouls petit, vertiges, défaillances, trémulation musculaire, torpeur physique et intellectuelle, impressionnabilité des sens. Nous certifions avoir constaté, en outre, de la neurasthénie cérébro-spinale se caractérisant par les symptômes suivants que nous avons également relevés : Grande impressionnabilité morale, inaptitude au travail, tendance à l'isolement, douleurs spontanées disséminées, fourmillements, troubles visuels (scotomes), fatigue prompte, exécution difficile des travaux manuels, palpitations et insomnies. Nous déclarons, en outre, que ces affections peuvent survenir après des émotions vives; nous croyons que le pronostic est sérieux, quoique plutôt favorable. Nous ne pouvons établir dès maintenant combien de temps durera encore l'incapacité de travail, la marche de ces affections étant rémittente et leur durée d'ordinaire très longue.

» Ainsi certifié à Morlanwelz, le 20 janvier 1893.

» *(Signé)* : Dr B.... et D.... »

II. — *Certificat du docteur D....*

« Je soussigné, docteur en médecine, déclare avoir visité les 5, 7, 9 et 11 juin, le nommé B...., et avoir constaté une inflammation du tube digestif caractérisée par des vomissements continus et une diarrhée persistante. Cet homme est incapable de sortir de sa chambre.

» Le 12 février 1893.

» *(Signé)* : D.... »

III. — *Certificat du docteur S....*

« Je soussigné, après avoir examiné le nommé B...., âgé de 28 ans, déclare avoir constaté que cet homme présente tous les symptômes d'une névrose dont la cause déterminante a été l'explosion de grisou dont il a été victime le 3 mai 1892. Cette affection ayant résisté à tous les traitements rationnels auxquels B.... a été soumis depuis cette époque (hydrothérapie, toniques, etc.), j'estime qu'elle peut être considérée comme incurable en ce sens que le prénommé ne se retrouvera plus jamais dans l'état de santé où il se trouvait avant l'accident, et qu'il ne pourra plus travailler avec la même énergie et la même activité qu'autrefois. De plus, il conservera toujours une prédisposition spéciale à contracter des phénomènes nerveux, sous la plus petite influence extérieure. En effet, l'expérience et l'observation démontrent que les sujets qui se trouvent dans l'état de B...., à la suite d'accidents quelconques dont ils ont été victimes, avec ou sans lésions apparentes, deviennent ordinairement hystériques, neurasthéniques, mélancoliques, etc ; or, ces diverses affections sont de nature à empêcher un ouvrier de gagner sa vie par le travail.

» Bruxelles, le 28 février 1893.

» *(Signé) :* Dr S.... »

IV. — *Rapport des experts.*

« Nous soussignés, B...., M.... et M...., tous trois docteurs en médecine, le premier à La Hestre, les deux autres à Charleroi, désignés par jugement de la Cour d'appel de Bruxelles, Chambre des appels de police correctionnelle, en date du 28 janvier 1893, à l'effet, serment préalablement prêté devant la Cour, de procéder à l'examen médical de la personne de B...., charbonnier, demeurant à La Hestre, de constater et décrire son état pathologique, d'en déterminer les causes, spécialement de rechercher si cet état pathologique n'a pas été provoqué par l'accident dont ledit B.... a été victime le 3 mai 1892 dans les travaux souterrains du charbonnage de .....; dans l'affirmative, de dire quelles sont les conséquences résultées et à résulter de cet état. Ils s'entoureront, pour remplir cette mission, de tous les renseignements qu'ils jugeront nécessaires, et dresseront de leurs opérations un rapport qu'ils déposeront au Greffe de la Cour pour être ensuite conclu et statué ce que de droit.

» Serment prêté devant la Cour le 17 juillet 1893, nous avons fait les constatations suivantes :

» *Histoire de la famille.* — Nous n'avons pu obtenir des renseignements précis sur la santé des grands parents.

» Le père B.... est mort, vers l'âge de 60 ans, à la suite d'affections chroniques communes chez les houilleurs.

» La mère, actuellement âgée de 60 ans environ, est bien portante, d'une nature sèche et d'un tempérament excessivement nerveux.

» Les sœurs sont aussi très nerveuses, et l'une d'elles au moins est sujette à de réels accès d'hystérie.

» Nous avons vu un frère aîné qui est très calme et qui, malgré un accident grave avec commotion très violente, survenu il y a quelques années, n'a jamais présenté aucun symptôme de neurasthénie.

» *Histoire de B....* — B.... est âgé de 28 ans, il est bien constitué, il est pâle, anémié et d'un tempérament lymphatique ; sa conduite a toujours été régulière. Son passé pathologique serait très peu chargé selon lui, il n'aurait même jamais été malade ; mais nous savons de source certaine qu'il a été assez longtemps en traitement pour des dérangements des voies gastro-intestinales, que l'on range dans le vulgaire sous le nom de « gastrite » ; son état nerveux n'aurait jamais rien présenté de spécial avant l'accident, seulement B.... était très peureux, surtout la nuit, lorsqu'il devait se rendre au travail ou en revenir.

» *Histoire de l'accident et de ses suites.* — Le 3 mai 1892, dans la taille où travaillait B...., le grisou fit explosion ; B.... fut fort épouvanté, mais la commotion physique ne fut pas considérable, et B.... put aller au puits d'extraction et se faire remonter. Il fut ramené chez lui. Les brûlures du premier et du deuxième degré étaient peu profondes, mais très étendues ; elles occupaient le côté droit de la face et du cou, le bras droit et quelque peu le ventre. Elles se guérirent convenablement et assez rapidement. Au commencement de juillet, son médecin, le considérant comme parfaitement guéri, cessa de lui donner des soins. Le 26 juillet 1892, les trois médecins de la Caisse de prévoyance déclarèrent que B.... était absolument guéri.

» Cependant B.... prétend que, pour lui, il se sentait incapable de travailler, et, pour se servir de son expression, « qu'il avait le coup ».

» Aussi, bientôt après se déclarèrent tous les symptômes les plus variés, non seulement au point de vue organique, mais au point de vue psychique.

» Tous ces symptômes que B.... nous énumère avec un certain désordre, et sans une bien grande précision, peuvent se résumer ainsi : Grande faiblesse, dépérissement progressif, inaptitude absolue à toute espèce de travail, perte d'appétit, mauvaise digestion, odeur nauséabonde qui se répandait autour de lui, hémorragies, insomnies, hallucinations, troubles divers du côté de la vue, tremblement dans les membres, frémissement dans la peau, douleurs fugaces dans toutes les régions du corps, enfin des crises assez mal définies, mais très douloureuses, et qui se présentaient parfois plusieurs fois par jour, etc.

» *Renseignements fournis par les médecins.* — *N. B.* Nous négligeons les renseignements donnés par la famille dont le témoignage serait au moins suspect.

» Ils confirment, du reste, en tous points, les dires de B.... Un assez grand nombre de médecins ont été appelés à traiter, ou du moins à examiner B.... Le premier fut M. le Dr D...., qui donna ses soins pour les brûlures jusqu'au commencement de juillet 1892, c'est-à-dire quelques jours avant l'époque à laquelle les médecins de la Caisse de prévoyance, MM. les Drs B...., G.... et L...., déclaraient que B.... était guéri et ne présentait plus le moindre reliquat de l'accident reçu le 3 mai 1892.

» Pendant cette période de plus de deux mois, le Dr D.... n'avait remarqué aucun symptôme particulier dans l'état de B.... Plus tard, le docteur fut rappelé à diverses reprises pour donner ses soins à B.... C'était tantôt pour des hémorragies qui venaient en même temps par le nez et par la bouche; tantôt pour divers malaises des voies digestives, tantôt pour des symptômes des plus variés et des plus bizarres qui se manifestaient dans tous les systèmes de l'économie.

» L'état fut considéré comme assez grave par la famille pour appeler d'autres médecins en consultation, entre autres le Dr B...., de Binche, et le Dr B...., de Morlanwelz. Nous n'avons pas vu M. le Dr B...., mais M. le Dr D...., qui a vu B.... en consultation avec ce praticien, nous a fait la déclaration suivante : Dans notre examen, fait vers la fin d'août 1892, nous n'avons trouvé rien de bien caractéristique ; il y avait comme caractère dominant, un mauvais état des voies digestives et une douleur assez forte à droite de la région épigastrique ; nous n'avons pu rattacher l'état pathologique de B.... à l'accident du 3 mai 1892. Les diverses expériences tentées pour établir l'existence de la neurasthénie, nous ont toujours donné des résultats négatifs.

» MM. les Drs B.... et D.... ont exprimé leur opinion dans un certificat délivré le 20 janvier 1893, six mois après l'examen de la Caisse de prévoyance. Voici ce certificat : « Pouls petit, vertiges, » défaillances, tressautation musculaire, torpeur physique et intel- » lectuelle, impressionnabilité des sens. Nous certifions avoir » constaté, en outre, de la neurasthénie cérébro-spinale, se carac- » térisant par une grande impressionnabilité morale, inaptitude » au travail, tendance à l'isolement, douleurs spontanées, dissé- » minées, fourmillements, troubles de la vue (scotomes), fatigue » prompte, exécution des travaux manuels difficile, palpitations, » insomnies, etc.

» Nous déclarons, en outre, que ces affections peuvent surve- » nir après des émotions vives.

» Nous croyons que le pronostic est sérieux, quoique plutôt » favorable. Nous ne pouvons établir, dès maintenant, combien de » temps durera encore l'incapacité de travail, la marche de ces affec- » tions étant rémittente, et leur durée d'ordinaire très longue. »

» Un mois après environ, le 28 février 1893, M. le Dr S.... procéda à l'examen de B...., et délivra le certificat mentionné page 26.

» Enfin, la partie civile nous a remis un avis écrit de M. le professeur C...., qui n'a pas examiné B.... Cet avis indique les phénomènes morbides qui peuvent survenir à la suite d'accidents de chemin de fer. C'est un résumé des opinions émises en France et à l'étranger sur la matière, rien de plus. Cette pièce ne pourra guère servir ici que de terme de comparaison, et encore, puisqu'il s'agit ici d'un tout autre accident.

» Enfin, en juin 1893, M. le Dr D.... donne de nouveau des soins à B...., et il le déclare atteint d'une inflammation gastro-intestinale.

» *Examen médical de B....* — Le 21 juillet 1893 eut lieu notre première visite à La Hestre, chez B.... Cet homme est âgé de 28 ans, il est bien constitué, mais il est pâle, anémié, il paraît inquiet, soucieux. Il nous donna sur son état une énumération de symptômes les plus variés, intéressant tous les organes, tant au point de vue physique qu'au point de vue psychique. Les voies digestives sont mauvaises, l'appétit est presque toujours nul, les digestions pénibles, les évacuations irrégulières; il a des vomissements et des éructations; parfois l'appareil gastro-intestinal est le siège de douleurs.

» Les urines sont presque toujours rouges et brûlantes. Du côté de la poitrine, B.... souffre de battements de cœur, de gêne de respiration, de suffocation.

» La tête est lourde, douloureuse; des vertiges fréquents l'empêchent de marcher convenablement et le menacent souvent de tomber, des névralgies de types les plus variés le tourmentent sans cesse. B.... dort très peu, et encore son sommeil est-il souvent interrompu ou troublé par des cauchemars et des rêves effrayants. Les membres sont le siège de fourmillements, de tremblements, de douleurs variées; la calorification s'y fait mal, et ils sont, pour ainsi dire, impuissants.

» La vue a perdu beaucoup de son acuité, les yeux éprouvent des photopsies.

» L'ouïe est peu atteinte, il n'y a que quelques bourdonnements légers et passagers. L'odorat lui-même est perverti, et selon l'expression de B...., il sent toujours mauvais. Le sens génital est aboli, dit-il. La peau, le cuir chevelu surtout, donnent les sensations les plus bizarres et souvent les plus douloureuses.

» Enfin, B.... nous déclare qu'il se sent tellement malade que, non seulement il est incapable d'aucune espèce de travail, mais que les crises pénibles qu'il ressent très souvent lui donnent la conviction qu'il est un homme perdu.

» Dans des séances très nombreuses, nous procédons à l'examen détaillé et minutieux de B...., pour nous rendre un compte aussi exact que possible des phénomènes morbides accusés par lui; voici la synthèse de nos observations :

» Comme nous l'avons dit déjà, P.... est pâle, son teint est même d'un jaune sale, la peau est sèche. Nos diverses recherches, pour constater de l'anesthésie ou de l'hyperesthésie, n'ont donné aucun résultat précis.

» Nous n'avons pas trouvé de zone hystérogène. La langue est généralement un peu saburrale.

» L'estomac est dilaté, et donne par la palpation un peu de clapotement. Du côté de l'abdomen, le palper ne révèle rien de particulier, sauf un peu de douleur à la région épigastrique, surtout à droite. Sur nos questions précises, B.... nous déclare que des éructations acides sont fréquentes, que les vomissements se renouvellent à peu près tous les quinze jours, et que les garde-robes, sauf leurs alternatives de diarrhée et de constipation, ne présentent pas de caractères particuliers.

» On n'a jamais vu ni sang ni mucus abondant.

» Le régime alimentaire suivi par B.... est très défectueux comme qualité et comme quantité. Sa nourriture est presque exclusivement composée de café au lait avec des tartines et de potages pris sans régularité aucune. La poitrine est bien conformée. La percussion donne partout de bons résultats, l'auscultation ne révèle aucune lésion ni du côté des poumons, ni du côté du cœur. Il y a cependant une légère accélération du nombre des battements du cœur : nous trouvons assez souvent quatre-vingts pulsations à la minute et parfois même quatre-vingt-dix.

» L'analyse des urines donne une réaction acide, 1020 comme densité, pas de trace ni d'albumine ni de sucre : ce sont des urines normales.

» Les membres sont amaigris, les muscles sont flasques, nous ne constatons pas les tremblements fibrillaires des neurasthéniques, mais bien des mouvements de tremblement en masse dus à la faiblesse ou plus ou moins voulus.

» Au dynamomètre, la main droite donne 25 en moyenne, la main gauche un peu moins.

» Malgré l'opinion de quelques auteurs, c'est la moyenne que nous avons obtenue chez un grand nombre d'ouvriers. Les réflexes rotuliens sont toujours manifestes; ils paraissent même parfois un peu exagérés. Du côté des yeux, nous trouvons les conjonctives pâles, mais sensibles au toucher; l'iris a sa coloration normale, et les pupilles réagissent très bien.

» L'ophtalmoscope ne nous montre qu'un peu d'anémie du

fond de l'œil sans autre lésion. La mensuration du champ visuel, faite par le périmètre de Landolt, nous a permis de constater un rétrécissement du champ visuel pour la perception des couleurs; les champs visuels sont assez fortement, mais irrégulièrement rétrécis dans les divers diamètres, et ceux-ci ne présentent pas entre eux ce parallélisme que l'on rencontre chez les hystériques, et parfois chez les neurasthéniques.

» Du côté du nez, nous constatons d'abord une légère déviation de la pointe à gauche; l'ouverture de la narine gauche n'est, en quelque sorte, qu'une fente; cette anomalie est causée par le refoulement de la cloison médiane. La narine droite est largement ouverte. La muqueuse qui recouvre les parois et les cornets est rouge et un peu boursouflée; en certains points nous remarquons de la desquamation de l'épithélium, une sorte d'ulcération superficielle.

» Les muqueuses réactionnent très bien; nous percevons parfois l'odeur caractéristique de l'ozène, lésion qui explique, en grande partie, les hémorragies nasales de B.... et l'odeur désagréable.

» La gorge ne nous offre aucun symptôme spécial. La muqueuse est d'une sensibilité un peu obtuse.

» Il nous reste maintenant à analyser les symptômes subjectifs dénoncés par B.... Ces symptômes n'étant que l'expression de sensations perçues par le sujet, échappent à tout contrôle direct et demandent, pour la détermination de leur valeur exacte, beaucoup de circonspection.

» Les symptômes subjectifs accusés par B.... sont : 1° un ensemble de sensations variées, bizarres et très désagréables, qu'il appelle *crise*; 2° l'inaptitude à toute espèce de travail et l'hébétude intellectuelle; 3° les insomnies, les cauchemars, les rêves effrayants, même des hallucinations; 4° les photopsies de diverses espèces; 5° enfin les douleurs nerveuses de nature excessivement variée qu'il ressent dans toutes les régions du corps.

1° Nous n'avons jamais pu obtenir de B.... une description bien nette de cet état singulier qui l'accablait plusieurs fois par jour. C'était, disait-il, une sorte de frémissement dans tout le corps, surtout à gauche, de l'anxiété précordiale, des battements de cœur, des tourbillons dans la tête, des sensations de mort imminente, des frayeurs, etc. Mais ces symptômes ne se présentaient ni avec le même ensemble, ni avec la même régularité ; les crises variaient à peu près chaque fois.

» 2° B.... prétend que l'inaptitude au travail est complète ; non seulement il lui est impossible de faire la moindre besogne, ou manuelle ou intellectuelle, par manque de force, mais il n'en a ni le goût ni l'idée, pour nous servir de son expression.

» Toutes nos sollicitations pour l'engager à s'occuper quelque peu, ne fût-ce qu'à titre d'essai, sont demeurées sans effet. Nous l'avons cependant surpris un jour en train d'écrire, alors qu'il nous affirmait ne pouvoir le faire.

» 3° B.... ne précise pas mieux ce qu'il entend par ses insomnies, ses rêves effrayants, ses cauchemars, ses hallucinations. Dans tous les cas, nous n'avons jamais pu trouver dans les descriptions qu'il nous donnait les caractères des véritables hallucinations.

» 4° L'énumération des divers phénomènes de photopsie perçus par B.... nous est aussi donnée avec beaucoup plus de détails que de netteté et de précision ; ce sont des soleils brillants, des étoiles de toutes sortes et de toutes couleurs, blanches, rouges, etc., des mouches volantes, etc. Il est, du reste, évident que bien souvent B.... se laissait facilement influencer par les éléments qu'il pouvait surprendre dans nos interrogatoires.

» 5° Enfin, les douleurs nerveuses erratiques que B.... ressent dans tous les membres, et surtout à la tête, revêtent aussi les caractères les plus variés et les plus bizarres. Ce sont des douleurs fulgurantes, des douleurs térébrantes, le clou hystérique, des sensations de brûlures, d'arrachements, etc. ; ici encore la marche de nos recherches a une influence marquée.

» Avant de terminer notre travail, nous ferons remarquer encore que B.... est dans des conditions hygiéniques, morales et physiques réellement détestables.

» Préoccupé sans cesse du résultat de son procès, il est dans l'oisiveté la plus absolue et n'ose pas même prendre l'air ; dans une petite maison basse, il va, soutient-il, de son lit à sa chaise.

» La propreté du corps laisse à désirer, et nous le disons encore, le régime alimentaire est mauvais en tous points.

» Une observation très importante, c'est que, sauf les soins donnés pour les brûlures, suite du coup de grisou, et contre les accidents morbides qui se sont manifestés depuis le mois de juillet 1892, B.... n'a jamais suivi de traitement régulier et persévérant.

3

De plus, à plusieurs reprises, nous avons insisté de toutes nos forces pour décider B.... à se soumettre dans un hôpital à un traitement que nous considérons comme capable d'amener une guérison ; B.... s'y est toujours refusé.

» Le 10 février 1894, nous avons donné lecture aux deux parties plaidantes du rapport qui précède. Aucune observation n'ayant été présentée et après avoir noté que nous avions fait usage du dossier que nous avions reçu de M. le Président de la Cour d'appel et des divers documents qui nous avaient été remis par la partie civile et par la partie demanderesse, nous nous sommes occupés de la rédaction de nos conclusions.

» B.... est atteint d'un embarras gastro-intestinal chronique que l'on pourrait désigner sous le nom de « gastro-entérite chronique ».

» De cet état pathologique résultent des digestions vicieuses entraînant pour le sujet une véritable auto-infection et comme suite une détérioration de l'état général et une anémie sérieuse.

» B.... présente aussi les symptômes de *névropathie ou de neurasthénie, mais non cet ensemble qu'on rencontre dans les neurasthénies traumatiques vraies.*

» Les causes de cet état morbide sont complexes.

» 1° Il y a d'abord une certaine prédisposition.

» 2° Comme nous l'avons dit dans notre rapport, B.... est depuis bientôt deux ans dans les plus mauvaises conditions hygiéniques morales et physiques.

» 3° Enfin, nous admettons que l'ébranlement physique et moral produit par l'accident du 3 mai 1892 a pu contribuer pour une certaine part à l'état actuel de B....

» Pour le pronostic, nous estimons qu'un traitement régulièrement suivi, dans de bonnes conditions d'hygiène, et surtout si B.... était débarrassé de toutes ses préoccupations procédurières, amènerait assez rapidement une guérison, sinon complète, du moins un état de santé tel que B.... pourrait subvenir à sa subsistance.

» En foi de quoi nous avons rédigé et signé le présent rapport.

» Charleroi, le 13 mars 1894.

» *(Signé)* : Drs M...., B.... et M.... »

*V. — Note d'observations sur le rapport des experts rédigée
par M. le Dr S....*

« Page 1. Le tempérament nerveux de la mère et des sœurs,
et surtout les accès d'hystérie de l'une de celles-ci, sont des facteurs d'une importance capitale et expliquent parfaitement les
accidents nerveux graves, si variés, de B.... à la suite de l'accident
dont il a été victime.

» Page 2. Le caractère très peureux de cet ouvrier charbonnier
confirme ce qui précède.

» Page 3. Ordinairement il se passe deux mois environ entre
l'émotion morale et l'apparition des accidents nerveux ; de nombreux sujets sont devenus, soit hystériques, soit épileptiques deux
mois après un saisissement.

» Page 4. La contradiction entre *a* et *b* est flagrante. L'anémie
cérébrale serait très grave, plus grave encore que la lésion
traumatique.

» *d.* Le caractère rémittent, c'est-à-dire à rechutes, et la longue
durée sont des facteurs très importants et de nature à empêcher
un homme de gagner sa vie par son travail.

» Page 7. Le régime de B.... n'est probablement pas plus mauvais qu'autrefois. Au contraire, j'estime que le régime du café au
lait (café à la chicorée) des classes ouvrières, de tartines et de
potages, est infiniment meilleur que le régime des légumes, des
pommes de terre, du lard, des viandes étuvées et des petits verres
que les ouvriers boivent ordinairement et auquel B.... était probablement soumis précédemment comme les autres.

» C'est surtout ce dernier régime qui est mauvais pour toutes
les affections de l'estomac et de l'intestin. Ce que le médecin doit
défendre tout d'abord, ce sont précisément les légumes lourds
que les ouvriers affectionnent surtout (toutes espèces de choux,
oignons, pommes de terre, salade crue), ensuite des viandes
étuvées (carbonades, etc.), la charcuterie (lard, saucissons, etc.),
et le régime de B.... est certainement le moins dangereux qu'il
puisse prendre, si tant est qu'il soit atteint d'une gastro-entérite
chronique.

» Page 8, en *a.* Les membres sont amaigris, les muscles sont flasques, et cependant on trouve en *b* les forces musculaires de la main droite normales? J'affirme que le chiffre 25 est considérablement inférieur au chiffre normal ; il doit se trouver entre 43 et 55. Je ne suis pas fortement musclé, et le chiffre de ma main droite est 53. Je puis citer maints jeunes gens, *étudiants, qui ne se livrent à aucun exercice musculaire,* et qui fournissent à la main droite les chiffres de 60 et 70. Un ouvrier de 28 ans qui ne fournit que 25 *a perdu au moins la moitié de sa force normale.*

» *c*. La diminution des champs visuels est un des signes les plus importants de la névrose traumatique. Il ne doit pas du tout y avoir de parallélisme entre les champs visuels, bien au contraire, de très nombreux cas pathologiques le démontrent.

» Page 9. La diminution de la sensibilité de la muqueuse de la gorge est également un des signes les plus caractéristiques et les plus certains de la névrose traumatique.

» L'irrégularité et la variabilité des symptômes sur lesquels MM. les rapporteurs insistent à différentes reprises, sont aussi des signes de la même névrose. Il serait bien plus commode pour un simulateur de répéter toujours identiquement la même chose que de décrire constamment des symptômes nouveaux. Or, tous les symptômes décrits par MM. les rapporteurs sont précisément ceux qui ont été notés par les nombreux auteurs qui se sont occupés de cette question de la névrose traumatique (vertiges, insomnies, douleurs diverses, hystériques, hallucinations, cauchemars, photopsie, fourmillements, soleils brillants, étoiles de toutes couleurs, mouches volantes, tremblements, impuissance sexuelle, suffocations, troubles gastro-intestinaux, etc.).

» Page 10. Demander à un homme atteint de névrose traumatique de s'occuper, *ne fût-ce qu'à titre d'essai,* c'est supplier un fou d'être raisonnable, ne fût-ce qu'un moment; si un neurasthénique pouvait faire cela, il ne serait pas neurasthénique. Le jour où ces malades se décident à essayer de reprendre leurs occupations, mais ce jour-là ils ne sont plus neurasthéniques, ils sont momentanément guéris....., jusqu'à ce qu'une nouvelle cause, la plus petite du monde, les replonge de nouveau dans le marasme.

» Page 11. Je ne puis admettre une auto-infection se produisant à la suite du régime suivi par B... Une semblable complication exigerait des conditions toutes spéciales, qui n'existent pas chez le demandeur, et serait accompagnée de nombreux symptômes, parmi lesquels je citerai *l'élévation de la température, le développement de la rate, du foie, etc.*, qui n'existent pas davantage.

» Je ne saisis pas la différence qu'il y aurait entre la névropathie ou la neurasthénie, d'une part, et la neurasthénie traumatique vraie, d'autre part. Si B... est atteint de névropathie ou de neurasthénie (et MM. les experts affirment qu'il en est atteint); si d'autre part cet état est sous la dépendance de l'accident survenu le 3 mai 1892 (voir le rapport, page 28), cette neurasthénie est bien le résultat d'un traumatisme et par conséquent B... est bien atteint de l'affection désignée sous le nom de « névrose traumatique ».

» En ce qui concerne le pronostic, je maintiens qu'il est grave, en ce sens que B... n'aura plus jamais l'énergie ni l'activité qu'il avait autrefois; qu'il peut même devenir de plus en plus malade; qu'il sera toujours prédisposé à des rechutes ou à des accidents nerveux nouveaux; enfin, que cet état le mettra dans l'impossibilité de gagner sa vie par le travail comme il le faisait autrefois.

» Bruxelles, le 21 mai 1894.

» *(Signé)* : professeur S... »

VI. — *Avis de M. le professeur C...*

« Le sieur B..., ouvrier houilleur, âgé de 28 ans, avait toujours joui d'une bonne santé. Il était pâle, mais la plupart des houilleurs le sont; il était nerveux et peureux, sa mère et ses sœurs étaient nerveuses, mais combien n'y a-t-il pas de citoyens dans les mêmes conditions qui vivent parfaitement et remplissent pleinement leurs obligations sociales?

» Il faut sans doute tenir compte de ces dispositions héréditaires, mais il ne faut pas en exagérer la valeur. Sans l'accident, B... aurait pu vivre de longues années, nerveux et peureux sans doute, mais bien portant et gagnant convenablement sa vie.

» Le 3 mai 1894, B... fut atteint par une explosion de grisou et à partir de ce moment ses conditions d'existence devinrent tout autres. Il fut atteint de brûlures étendues, qui, paraît-il, furent guéries au bout de deux mois; mais B... se prétendait malade et incapable de reprendre son travail; bientôt il accusa les souffrances les plus variées du côté des fonctions des centres nerveux.

» Ces souffrances se rapportent aux quatre domaines de l'intelligence, de la sensibilité, de la motilité et de la nutrition générale.

» Du côté de l'intelligence, les médecins qui l'ont examiné ont relevé l'impressionnabilité exagérée, la tendance à l'isolement, la peur de sortir de chez lui (!!), l'inertie et l'incapacité de se livrer au travail, de faire un effort de volonté. Les experts trouvent mauvais et lui reprochent qu'il ait refusé d'essayer de travailler ; ils ne se sont donc pas aperçu que c'était un symptôme, un acte automatique, et non le fait d'une volonté libre et pleinement consciente ! Il a aussi accusé des hallucinations ; les experts prétendent que ce n'étaient pas des hallucinations véritables ; c'étaient donc des hallucinations fausses. Que peuvent être de fausses hallucinations ? Les experts auraient bien dû les décrire pour permettre de savoir ce que cela peut être.

» Du côté de la motilité, B... offre un affaiblissement manifeste ; les membres sont affaiblis et pour ainsi dire impuissants ; ils sont le siège de tremblements, ils sont amaigris et les muscles flasques ; ces muscles sont par conséquent atrophiés. Les experts s'appuient sur l'absence de tremblements fibrillaires ; ceux-ci n'ont aucune signification ; ce qui en a davantage, c'est l'affaiblissement de la force mesurée au dynamomètre ; elle est bien évidente, quoi qu'en disent les experts.

» La sensibilité surtout offre des troubles variés, qui semblent avoir légèrement dérouté les experts. Ceux-ci ont l'air de les révoquer en doute, d'abord parce que la description qu'en donne le malade manque de précision, ensuite parce qu'il se laisse facilement influencer. Quant au manque de précision des descriptions et même à leurs discordances, ce sont des faits habituels chez les sujets dont l'intelligence est inculte, et les élèves qui suivent mes cliniques savent quelles peines on doit quelquefois se donner pour obtenir de ces gens des réponses exactes et précises ; bien souvent ils contredisent un jour ce qu'ils ont affirmé la veille. On rencontre de pareils défauts chez des personnes dont l'intelligence est plus exercée que celle des ouvriers.

» Quant à la facilité de se laisser influencer, elle n'a aucune valeur et ne constitue surtout pas une preuve de simulation ; elle est très prononcée chez un grand nombre de sujets, et constitue la raison d'être de la facilité avec laquelle on opère chez eux le phénomène de la suggestion ; ils sentent volontiers ce qu'on veut leur faire sentir et font ce qu'on désire leur voir exécuter.

» Les troubles de la sensibilité sont aussi nombreux qu'importants. Du côté de la vue, il y a vertiges intenses, affaiblissement manifeste et rétrécissement du champ visuel. Les experts reprochent à celui-ci de manquer de parallélisme entre les deux côtés. Le Dr S.... relève très justement que ce défaut de parallélisme n'a aucune valeur ; et le rétrécissement lui-même pourrait manquer sans qu'on pût rien en inférer.

» Il y a, de plus, des phénomènes de photopsie intenses : apparition de soleils brillants, d'étoiles multicolores, de mouches volantes ; ces phénomènes sont parfaitement conformes à ceux indiqués dans ces cas par les auteurs.

» Il y a anesthésie de la gorge et je ne sais pas pourquoi ce signe a paru si peu important aux experts.

» Les douleurs fulgurantes, térébrantes, sensation de brûlure et d'arrachement se rencontrent, comme B.... les décrit, dans la neurasthénie et aussi dans des maladies des centres ou des cordons nerveux, à lésions bien caractérisées.

» Les crises décrites par B...., caractérisées par des frissonnements dans tout le corps, de l'anxiété précordiale, des palpitations et la sensation terrifiante de mort imminente, appartiennent à l'angine de poitrine ; je me demande comment B.... aurait pu inventer une semblable complexion pathologique.

» Quant aux troubles de nutrition, ce sont d'abord l'amaigrissement et le dépérissement, l'atrophie musculaire et la tendance aux hémorragies que l'on ne saurait sans doute pas inventer ; c'est ensuite la gastro-entérite chronique. Il paraît que B.... avait autrefois l'estomac délicat ; toutefois, ce viscère fonctionnait parfaitement avant l'accident ; c'est celui-ci qui est devenu le point de départ des troubles dont actuellement il est le siège.

» Les auteurs ont parfaitement signalé les affections des voies digestives produites par des accidents de l'espèce de celui arrivé à B....

» Dans la série des faits rapportés par les experts, rien ne me paraît indiquer la simulation que, du reste, certains médecins admettent avec une déplorable facilité. Elle peut exister sans doute, mais pour l'admettre, il faut qu'on puisse la démontrer avec évidence.

» Quand un homme est accusé d'un crime, exige-t-on qu'il prouve son innocence ? Non. On doit lui prouver sa culpabilité et, aussi longtemps qu'on ne l'a pas fait, il est en droit d'opposer à l'accusation une simple négation. De même, pour les simulations, on doit les prouver et ce n'est pas à celui qui en est accusé de démontrer leur non-existence.

» Agir autrement serait s'exposer à condamner quelqu'un sur une simple hypothèse. Pour moi, je ne puis pas y croire quand je vois un homme inculte, ignorant, tracer des phénomènes qu'il ressent un tableau qui concorde d'une manière si complète, si frappante avec les descriptions des auteurs dans des cas d'accidents semblables.

» Les experts ont pris à cet égard une singulière position : au lieu de se borner à constater les faits, ils se laissent parfois aller à dresser contre B.... un véritable réquisitoire. Ils vont jusqu'à lui reprocher son oisiveté qui n'est qu'un symptôme de sa maladie, son habitation malsaine, sa malpropreté et son mauvais régime, c'est-à-dire sa misère.

» Un médecin, le Dr D...., a prétendu, et les experts l'ont cité, que les expériences instituées pour démontrer l'existence de la neurasthénie ont échoué. Mais les experts eux-mêmes ont réussi, et puis quel est le médecin qui oserait nier la neurasthénie uniquement parce que les essais auraient donné des résultats négatifs?

» Et quant au régime, leur appréciation est foncièrement inexacte. Le café au lait, les tartines et les potages ingérés par B.... ne sont pas des aliments malsains ni capables de produire des principes pouvant amener cette auto-infection que les experts invoquent sans preuves et tout simplement parce que ce mot est à la mode. Ils auraient bien autrement raison d'incriminer son régime s'il se gorgeait de viandes, de lard, de choux, de bière, de vin et de liqueurs.

» Les experts se sont laissé entraîner par l'expression de névroses traumatiques adoptée par les auteurs pour désigner les accidents nerveux dus à des violences extérieures subies par l'organisme. Mais ces violences sont loin d'avoir toujours une action identique, engendrant des lésions et des symptômes toujours les mêmes, donnant naissance à une maladie unique et offrant des caractères fixes, quelles que soient la nature de la violence et la manière dont elle a frappé l'organisme. Pour beaucoup d'auteurs, c'est une cause morale ou psychique, l'effroi déterminé par l'accident qui est le point de départ, sinon unique, du moins principal, de l'état de maladie. Mais dans bien d'autres circonstances, un homme est frappé d'un effroi bien motivé : tel est le cas des soldats menés sur le champ de bataille au milieu de la fusillade, de la canonnade et des charges de cavalerie, surtout pour les novices qui y vont la première fois ; telles sont l'explosion d'un incendie, la poursuite par un animal féroce ou emporté, la rencontre de brigands, etc. ; or, voit-on jamais dans ces cas l'épouvante amener les accidents désignés sous le nom de névroses traumatiques? D'ailleurs, dans les cas dans lesquels cette cause agissant seule est incontestable, on observe des phénomènes bien différents ; c'est habituellement l'épilepsie ou l'hystérie typique qui surviennent et, d'après les recherches des auteurs, elles se produisent généralement tout de suite, ou peu de temps après l'action de la cause. Au contraire, les maladies dues à des commotions physiques, matérielles, à des chocs violents, offrent, en général, des manifestations toutes différentes, à évolution progressive, dont le cas de B.... offre un type bien réussi.

» Les manifestations débutent souvent d'une manière sourde, peu apparente, longtemps après la violence, comme c'est le cas chez B.... où les phénomènes de cet état n'ont été notés en premier lieu que deux mois après l'accident.

» L'état qui résulte de l'action de ces violences est, du reste, loin d'être toujours le même. Tantôt c'est réellement une névrose, c'est-à-dire que l'on ne peut y reconnaître aucune lésion anatomique ; tantôt celle-ci existe, pouvant affecter soit les nerfs, soit la moelle épinière, soit le cerveau, ou bien encore les muscles, les ligaments ou les viscères internes, comme le cœur, l'aorte, l'estomac ou le foie.

» Dans le cas spécial de B...., la multiplicité des phénomènes, l'altération de l'intelligence et de la volonté, les troubles sensoriels et nutritifs, prouvent que le cerveau et la moelle sont matériellement atteints, et on peut qualifier d'encéphalo-myélite chronique diffuse l'altération qu'ils présentent.

» Cette altération est, dans ces conditions, généralement incurable. Les experts sont beaucoup trop optimistes quand ils disent qu'un traitement régulier et persévérant dans un hôpital aurait probablement guéri B.... ; ils le sont encore quand, dans leurs conclusions, ils affirment *qu'un traitement régulièrement suivi, dans de bonnes conditions d'hygiène, assurerait assez rapidement une guérison.*

» Je ne comprends pas cet optimisme, alors que les accidents existent déjà depuis deux ans, sans modification.

» J'estime, au contraire, que B.... est incurable, et au fond les experts eux-mêmes le croient, malgré les efforts qu'ils font pour dissimuler leur conviction à cet égard. En effet, que signifierait autrement la restriction qu'ils apportent à leur affirmation en la faisant suivre du correctif suivant : *assurerait rapidement une guérison, sinon complète, du moins un état de santé tel que B.... pourrait subvenir à sa subsistance.*

» Que veut dire ce passage? Qu'est-ce qu'une guérison qui n'est pas complète? Ce n'est pas une guérison, c'est une amélioration ; et les experts supposent qu'elle pourra être suffisante pour permettre un jour à B.... de gagner sa vie; mais c'est là une hypothèse toute gratuite, car pour ma part, je n'ai jamais vu un semblable malade redevenir capable de gagner convenablement sa vie, malgré les moyens de traitement les plus rationnels et les plus persévérants.

» Peut-on, sur des bases aussi fragiles, appuyer une décision qui fixera irrévocablement son avenir en le condamnant à la misère?

» Voici comment s'exprime, à propos des cas de l'espèce, Bouveret, dont la manière de voir est parfaitement exacte et en rapport avec les faits observés :

« Dans cet ensemble de phénomènes morbides, rien n'est
» plus remarquable que cette aboulie et cette asthénie motrice
» profondes qui, d'un homme auparavant robuste et vigoureux,
» font un homme abattu, sans force, sans courage, désormais
» incapable de reprendre ses occupations professionnelles. La
» plupart des victimes de la neurasthénie traumatique sont perdues pour la vie sociale. Ces malheureux traînent pendant des
» années une lamentable existence, toujours attristés, toujours
» accablés; quelques-uns finissent par se suicider (1). »

» M. Vibert émet un avis analogue dans les termes suivants (2) : « Si les lésions dont nous venons de parler existent
» réellement, s'il y a bien une méningo-encéphalite avec prédominance, soit de l'encéphalite, soit de la méningite, on ne doit pas

---

(1) BOUVERET. *La neurasthénie.* Paris, 1891, p. 279.
(2) VIBERT. *La névrose traumatique,* p. 49.

» s'attendre à voir la guérison survenir dans ce cas. L'observation
» semble bien montrer, en effet, que le pronostic est des plus
» mauvais. »

» De cet exposé, et de tous les documents qui m'ont été soumis, je conclus : 1° que B.... n'est pas un simulateur; 2° qu'il est
atteint d'une lésion grave du cerveau et de la moelle épinière
(encéphalo-myélite traumatique), due au traumatisme; 3° que
cette maladie offre très peu d'espoir de guérison; 4° qu'il ne
sera plus jamais ce qu'il était avant l'accident et que plus jamais
il ne récupérera une énergie suffisante pour pouvoir gagner sa vie
par son travail.

» (Signé) : professeur C.... »

OBSERVATION II (INÉDITE). AFFAIRE V....

I. — Premier avis du Dr C....

« La maladie de M. V.... est réelle. L'exagère-t-il légèrement ?
C'est possible ; mais je n'en suis pas certain. Les symptômes que
j'ai observés chez lui sont bien ceux de la neurasthénie traumatique à forme atténuée. En ce moment, il souffre de dyspepsie
neurasthénique, maladie très pénible, très tenace et qui a souvent
pour effet de causer une inaptitude au travail d'une longue durée.

» Ninove, le 18 novembre 1892. »

II. — Deuxième avis du Dr C....

« Examinons maintenant si V.... est bien affecté de neurasthénie, et à cet effet, passons rapidement en revue les stigmates de
cette névrose, pour nous convaincre si on a pu les constater sur
lui, en totalité ou en partie.

» 1° Céphalée. — V.... se plaignait au début de sa maladie d'une
douleur frontale.

» 2° Insomnie. — A l'époque où je l'ai examiné, V.... avait le
sommeil difficile et pénible, son sommeil était interrompu par
des réveils prolongés et traversés par des rêves effrayants, de véritables cauchemars. Il paraît que ce symptôme a beaucoup diminué depuis.

» 3° *Dépression cérébrale*. — Toujours au début de sa maladie, le plaignant ne pouvait fixer un objet, fût-ce pendant quelques secondes, sans éprouver aussitôt une sensation de malaise général et un sentiment d'étouffement et d'angoisse très pénible dont il s'inquiétait. En même temps que cette diminution de la faculté d'attention, il accusait un affaiblissement de la mémoire et une inaptitude complète au travail, phénomènes morbides qui avaient pour résultat de lui rendre tout effort intellectuel très difficile, sinon complètement impossible.

» 4° *Asthénie neuro-musculaire*. — Il éprouvait constamment une sensation de lassitude ; il sentait de la fatigue au moindre travail, après une promenade de quelques instants.

» 5° *Rachialgie*. — Je ne sache pas que le malade ait présenté ce symptôme.

» 6° *Dyspepsie*. — Ce symptôme a toujours été et est encore en ce moment le plus prédominant. Quelque temps après le repas, il lui survient au creux de l'estomac une sensation de pesanteur. Avec cela un certain sentiment de lassitude, de malaise général, la tête est lourde, les idées moins nettes ; tout travail intellectuel devient pénible, et cela dure ainsi pendant deux ou trois heures. Quant à la durée de sa maladie, il est tout à fait impossible de la fixer *a priori*, cette durée étant sujette à trop de variations. La guérison peut se faire brusquement, sous l'influence d'une émotion vive, d'une puissante suggestion ; elle peut se faire lentement et progressivement.

» Enfin il est possible que la maladie reste indéfiniment stationnaire ou s'aggrave en vieillissant ; mais nous manquons d'éléments nécessaires pour donner des indications précises à cet égard.

» Ninove, le 11 décembre 1892. »

III. — *Rapport de M. S....*

« Je soussigné S...., docteur en médecine, à Mons, chargé de soumettre à un examen médical approfondi le nommé V...., de Ninove, et ce à la demande collective de M. l'avocat ...., conseil du prénommé et de M. ....., avocat du Département des Chemins de fer, Postes et Télégraphes, déclare formuler comme suit le résultat de mes investigations et de mon examen.

» Le sieur V.... se trouvait dans le train d'Ostende qui, le 29 août dernier, vint en collision au lieu dit « des Deux-Ponts » avec le train d'Anvers ; il subit, dans cette circonstance, un choc physique accompagné d'une vive émotion morale et qui, sans occasionner aucune blessure ni contusion, détermina cependant une perturbation nerveuse assez notable décrite dans les certificats de MM. les Drs D...., C.... et D...., et dont nous ne pouvons nous dispenser de rappeler succinctement la teneur, parce qu'ils éclairent nettement la situation. M. le Dr D...., médecin agréé des chemins de fer, le 23 septembre, c'est-à-dire un mois après l'accident, après avoir affirmé l'existence d'une *neurasthénie*, déclare que l'état s'est sensiblement amélioré, que M. V.... pourra reprendre ses fonctions dans quelques semaines, qu'il se remettra complètement, et que des complications graves ne sont plus à craindre ultérieurement.

» Le 17 septembre déjà, MM. D.... et C. .., dans un certificat collectif, concluaient à la neurasthénie avec des réserves sur le pronostic, ayant néanmoins tout lieu d'espérer une courte durée de la maladie.

» Le 27, dix jours après, M. C.... informe M. l'Inspecteur .... que M. V...., qui ne se plaint plus que de battements de cœur le soir, pourra se rendre à son bureau quelques jours après. Mais cet essai de reprise de fonctions ne fut pas heureux, puisqu'à la date du 1er octobre le Dr D.... fait connaître que M. V.... a dû revenir de Bruxelles, sans avoir pu faire son service.

» La situation parut même s'aggraver, à en juger par un rapport du même médecin, conçu en ces termes :

» Quant à M. V...., de Ninove, il n'est nullement guéri, et il
» me devient de plus en plus difficile de préciser le moment où
» il le sera. Son état général est loin de s'améliorer, il maigrit, ne
» mange presque pas, dort mal et peu, a des hallucinations, des
» fatigues subites, etc. Et s'il a été à Bruxelles un des jours de la
» semaine dernière et de cette semaine-ci, c'est pour voir son
» patron et ne pas perdre sa place.

» Le docteur de son patron l'a examiné et l'a trouvé trop
» délicat et trop maladif pour entrer au service, et je partage son
» avis.

» Il suit régulièrement ma consultation et la médication impo-
» sée; il désirerait vivement rentrer à son bureau à Bruxelles.

» Veuillez agréer, Monsieur l'Inspecteur, l'assurance de mes
» sentiments bien distingués.

» 3 novembre 1892.   (Signé) : C...., docteur. »

» Après une amélioration constatée dans une note du 22 novembre, M. le D' C...., dans un dernier rapport portant la date du
2 janvier, informe l'ingénieur chef de service que le sieur V....
remplit sa besogne d'une manière complète depuis le 1er décembre.

» Si nous avons insisté sur l'opinion émise par M. le D' C....,
c'est autant pour indiquer que la santé de M. V.... a subi des
fluctuations diverses, qui ont abouti à une amélioration indéniée,
que pour faire remarquer que, dans aucune des pièces rappelées,
il n'est fait énumération des symptômes constatés. Aussi, pour
combler cette lacune, nous avons cru devoir réclamer des renseignements plus précis à M. le D' D...., également signataire du
certificat collectif, rappelé plus haut, et voici textuellement la
lettre que cet honorable confrère nous a écrite le 11 juin dernier :

» Mon cher confrère, j'ai vu pour la première fois M. V...., que
» je n'avais pas l'honneur de connaître, quelques jours après
» l'accident du chemin de fer au lieu dit « les Deux-Ponts ».

» Se trouvant plus mal, et son médecin étant momentanément
» absent, il me pria de venir le voir sans tarder. Il était 8 à
» 9 heures du soir. Je le trouvai dans un état de grande anxiété,
» la face pâle, la peau froide, couverte de sueurs, le pouls exces-
» sivement fréquent et presque filiforme. Il se plaignait de malaise
» et d'oppression, et se croyait en grand danger. Il devait avoir
» éprouvé pareil accès antérieurement puisque je constatai que
» mon confrère avait cru nécessaire de lui appliquer un grand
» vésicatoire à la région précordiale.

» Les signes fournis par la percussion et l'auscultation ne jus-
» tifiaient en aucune façon un état qui, à première vue, paraissait
» assez grave. Les symptômes observés avaient, à mon avis, une
» grande analogie avec ceux d'un accès de pseudo-angine de poi-
» trine, d'origine vaso-motrice.

» Les jours suivants, j'ai revu le malade en consultation avec
» mon confrère le D' C.... L'accès, pour autant que je sache, n'a
» plus reparu ; mais je me rappelle très bien avoir entendu dire

» par V.... qu'il lui était impossible de fixer un objet quelconque
» sans ressentir immédiatement à la tête et à la poitrine une
» sensation pénible qui lui paraissait le signe avant-coureur d'un
» retour de son accès; il se plaignait en ce moment de céphal-
» algie, d'une grande faiblesse, au point de ne pouvoir faire quel-
» ques pas sans ressentir immédiatement une grande fatigue et
» un besoin irrésistible de se reposer, de sommeil agité, de rêves
» effrayants, d'une inaptitude complète à tout travail intellectuel,
» et surtout de divers troubles gastriques, caractérisant assez bien
» la dyspepsie nervo-motrice.

» Au moment où j'ai cessé de voir le malade (quinze jours
» environ après ma première visite), son état ne s'était pas sensi-
» blement modifié. Plus tard, V.... s'est présenté quelques fois à
» mon cabinet de consultations, ce qui m'a permis de constater
» que sa situation s'améliorait lentement.

» Veuillez agréer, etc.   (*Signé*) : Dr B.... »

» En présence d'affirmations aussi nettes que celles formulées
par les honorables confrères dont nous venons de reproduire
l'opinion, il n'y a pas de doute que M. V.... n'ait été atteint de
troubles nerveux développés, sinon causés, par l'accident dont il
a été victime le 29 août 1892; mais parmi les troubles nerveux
variés et multiples que l'on a groupés sous le nom de « neurasthénie », de « névrose traumatique », il en est qui sont le propre
de la maladie, il en est d'autres qui ne font que refléter avec une
exagération évidente les côtés défectueux de la nature névropathique des sujets. M. V.... était-il indemne de toute tare de
l'espèce? C'est ce que l'on ne peut préciser par la lecture des
documents versés au dossier, mais c'est ce qu'on est quelque peu
fondé à supposer, en présence de cet accès d'anxiété simulant l'angine de poitrine, phénomène qui ne paraît pas être en relation
directe avec le traumatisme reçu ni avec l'ébranlement moral qui
l'a suivi, mais plutôt semble se rattacher à un état névropathique
dont M. V.... a souffert depuis sa jeunesse, à ce qu'aurait affirmé
M. le Dr D....

» Mais, ce point écarté, il n'en est pas moins vrai que l'ébranlement physique imprimé à l'organisme par la collision de trains
du 29 août, a été la cause occasionnelle, sinon déterminante, d'un
ensemble de troubles dont on ne pourrait contester l'existence,

mais dont il convient de ne pas grossir l'importance, puisqu'à l'époque où nous avons vu V.... pour la première fois, vers le milieu d'avril, les traces en étaient fort atténuées et se bornaient à des sensations vagues de malaise, d'insomnie, à de légers mouvements de tristesse dépressive, et sans qu'à cette énumération de phénomènes purement subjectifs nous en ayons pu ajouter un seul par l'examen clinique.

» Aussi, persuadé d'avoir affaire à un état transitoire sans gravité, nous avons laissé le temps exercer son action, et à la dernière visite que l'intéressé est venu nous faire récemment, nous avons eu le plaisir d'entendre de sa bouche qu'il se sentait guéri, ce que l'aspect général de sa personne corroborait du reste.

» En conséquence, nos conclusions sont :

» 1° A la suite de l'accident « des Deux-Ponts », à Bruxelles, M. V..., qui se trouvait dans un des trains venus en collision, fut atteint de symptômes neurasthéniques qui, d'après les rapports des médecins appelés à lui donner les premiers soins, n'offrirent pas de gravité réelle et semblaient d'ailleurs devoir se rattacher en partie à la constitution névropathique du sujet, mais ont néanmoins occasionné une incapacité de travail.

» 2° A l'époque où je fus appelé à l'examiner, ces phénomènes morbides étaient déjà notablement atténués, et paraissaient devoir se dissiper promptement.

» 3° Aujourd'hui, M. V.... doit être considéré comme guéri ; il n'est nullement probable que des réminiscences se produisent encore.

» Mons, le 12 juillet 1893.

» (Signé) : Dr S.... »

IV. — *Troisième avis du Dr C....*

« J'ai pris connaissance du rapport du Dr S.... dans l'affaire V.... et voici les observations que j'ai à y faire :

» D'après les renseignements recueillis, il est faux, absolument faux, que V.... ne jouissait pas d'une bonne santé ou avait été atteint d'autres accidents nerveux antérieurement à l'accident de chemin de fer qui a été la cause de sa neurasthénie traumatique. Il est incompréhensible que le Dr D.... ait pu faire une

pareille déclaration, qu'il lui serait tout à fait impossible de justi-
fier. Il faudrait le mettre au défi de son assertion. Je n'avais,
quant à moi, aucune qualité pour me prononcer sur l'état de
santé habituel de V...., puisque je n'avais pas eu le plaisir de le
connaître avant qu'il réclamât mes soins ; mon collègue C.... a eu
tort de ne pas le faire; mais se prévaloir de cette omission comme
le fait le Dr S.. . pour en conclure que V.... était déjà malade
avant qu'il fût victime de l'accident précité, c'est tirer les choses
par les cheveux pour donner un fameux croc-en-jambe à la
logique.

» M. S.... a tort de prétendre que la fausse angine de poitrine
ne fait pas partie des symptômes de la neurasthénie. Pour s'en
convaincre, il n'a qu'à consulter le *Traité de la neurasthénie*, de
Bouveret, au chapitre des symptômes de la neurasthénie (page 131).
La question y est traitée tout au long ; mais le court extrait suivant suffira pour prouver son erreur.

« Il y a donc une angine de poitrine neurasthénique. Tantôt,
» comme le fait observer M. Huchard à propos de l'angine hystéri-
» que, l'angine névrosique consiste exclusivement en une névral-
» gie du plexus cardiaque, tantôt elle revêt la forme vaso-motrice
» et se caractérise par l'intensité des troubles vaso-moteurs. Or,
» dans la neurasthénie, on rencontre plutôt la forme vaso-mo-
» trice. Ce fait ne doit pas nous surprendre, car il est peu de
» névroses où le système des nerfs vaso-moteurs soit troublé au
» même degré que dans la neurasthénie. »

» Il est bon de faire remarquer que le *Traité* de M. Bouveret
est un des meilleurs, sinon le meilleur, qui aient été écrits sur la
matière.

» Ninove, le 5 août 1893.

» (Signé) : C.... »

V.

« Je soussigné C...., docteur agréé du chemin de fer de l'État,
à Ninove, et médecin traitant de la famille V.... depuis de longues
années, déclare et certifie que V.... n'a jamais été atteint d'affections morbides pouvant faire supposer qu'il était neurasthénique.

» La neurasthénie grave dont il a été atteint à la suite de l'acci-

4

dent « des Deux-Ponts » a eu sa source unique dans la commotion, dans l'ébranlement nerveux ressenti à la suite de cet accident.

  » Ninove, le 5 août 1893.

                         » *(Signé)* : C.... et D.... »

VI. — *Rapport de M. le professeur C.... sur l'état de M. V...., de Ninove.*

  « Je soussigné C...., docteur en médecine, professeur à l'Université de Bruxelles, déclare avoir examiné avec soin M. V...., de Ninove, après avoir pris connaissance des rapports déjà faits sur son état, et avoir constaté chez lui les faits suivants :

  » Le 29 août 1892, se trouvant dans le train venant de Gand, vers 8 heures du matin, il fut pris dans la collision connue sous le nom d'accident « des Deux-Ponts ».

  » Étant assis dans le compartiment de devant de la voiture la plus rapprochée de la machine, il éprouva une violente secousse, qui le projeta contre le voyageur assis en face de lui, puis le lança par terre, où il roula sous la banquette.

  » Le choc qu'il éprouva fut assez fort pour produire à la région frontale des ecchymoses qui persistèrent plusieurs jours. Par suite de ce choc, il perdit connaissance, et quand il revint à lui, il se trouvait hors de la voiture de laquelle il était sorti sans savoir comment. Il entra alors dans un autre train qui l'emmena à Bruxelles, où il se rendit à son bureau. Mais il se sentait saisi, agité, incapable de travailler, et il était atteint d'un tremblement général. Il lui était également impossible de manger. Il revint cependant tous les jours au bureau ; mais il éprouvait du malaise, des vertiges ; le troisième ou le quatrième jour, il tomba à terre sans connaissance. Les jours suivants, il eut des maux de tête et des vertiges, mais plus jamais d'accès. Celui-ci a été qualifié par les Drs C.... et D.... de « fausse angine de poitrine » ; je ne sais pourquoi ils lui ont donné ce nom ; pour moi, c'est un accès épileptiforme.

  » A partir de cet accès, il fut obligé de rester chez lui pendant deux mois et demi à trois mois, étant complètement incapable de se livrer à aucune occupation, ayant des tremblements, des transpirations, des contractions dans les mains et dans les pieds, des douleurs à l'estomac; il éprouvait en même temps de la faiblesse dans les jambes et ne savait plus marcher. Ces phénomènes se produisaient surtout après les repas. Le perte de connaissance ne s'est plus reproduite, et il n'a jamais vomi, sinon quand son médecin lui a ordonné un vomitif. Ces phénomènes allèrent en diminuant sous l'influence du repos et au bout de deux et demi à trois mois, il put reprendre ses occupations. Toutefois, il ne put les reprendre d'abord qu'incomplètement, se sentant déjà fatigué au bout d'une heure. Cet état a toujours été en s'améliorant progressivement et actuellement il peut travailler toute la journée; mais quand arrive l'après-midi, il éprouve de la fatigue, ce qui ne lui arrivait JAMAIS autrefois, et, à certains jours, le travail lui paraît encore pénible.

» Il voit moins bien qu'avant l'accident; son sommeil est souvent interrompu par des rêves effrayants.

» La vue est bonne, les pupilles sont normales, le champ visuel l'est également; il marche facilement les yeux fermés; le réflexe rotulien est normal; il perçoit aux jambes la sensation de deux pointes à un écartement de 4 à 5 centimètres. Il parle facilement; l'intelligence et la mémoire sont intactes. Tout cela est donc normal.

» Mais, quand on lui fait étendre les bras ou les jambes, on y aperçoit un léger tremblement, plus marqué à gauche; quand il parle, les muscles de la bouche sont agités de petites contractions, aussi plus marquées à gauche; la langue offre un léger tremblement. Il éprouve des douleurs par la pression sur les apophyses épineuses cervicales et surtout sur celle de l'axis; la pression sur l'appendice xiphoïde du sternum et sur les espaces intercostaux n'est pas douloureuse; elle l'est au creux de l'estomac et cette douleur atteint son maximum à deux travers de doigt au-dessous de l'appendice.

» Le pouls est régulier, battant quatre-vingt-quatre fois par minute; le cœur est normal.

» Au début, il avait complètement perdu l'appétit et ne supportait aucun aliment; les quinze premiers jours, il n'a pu prendre qu'un peu de lait. L'appétit a été ensuite en augmentant graduellement, mais la digestion est toujours restée pénible; actuellement encore, il éprouve, après chaque repas, une pesanteur d'estomac qui se déclare une heure après le repas et qui se prolonge pendant environ une heure.

» Ces phénomènes augmentent quand il prend de la bière ou du vin; ils diminuent quand il prend du lait: c'est l'aliment qu'il supporte le mieux.

» M. V.... a 24 ans. Il n'a jamais éprouvé le moindre dérangement; il mangeait et digérait bien, travaillait facilement et pouvait faire, sans grande fatigue, cinq heures de marche par jour, ce qui ne lui serait plus possible actuellement. Son père est mort à 54 ans, de cause inconnue. Sa mère vit encore; elle se porte bien. Il n'y a dans sa famille aucune maladie constitutionnelle ou autre.

» J'ai dirigé l'interrogatoire et l'examen que je lui ai fait subir de façon à mettre en évidence la simulation ou l'exagération, si elles existaient; je me suis convaincu qu'il n'y en a chez lui aucune trace.

» De cet exposé des faits, je tire les conclusions suivantes :

» 1° M. V.... n'est pas un névropathe et n'a jamais été malade avant l'accident « des Deux-Ponts »;

» 2° Tous les phénomènes qu'il a présentés se sont produits à la suite de cet accident, qui en est, par conséquent, la cause exclusive;

» 3° Le point de départ de ces phénomènes a été, non une émotion morale, une frayeur, mais une violente commotion physique, ayant déterminé l'abasourdissement et la perte momentanée de la conscience;

» 4° Ensuite, il a éprouvé toute une série de phénomènes graves, dus directement à l'ébranlement des centres nerveux, cérébraux et mésocéphaliques occasionnés par la commotion; parmi ces phénomènes, les troubles graves des fonctions digestives se sont fait remarquer à un haut degré;

» 5° A partir du mois de décembre 1892, sa situation a commencé à s'améliorer progressivement, mais très lentement, à tel point qu'il n'est pas encore tout à fait rétabli actuellement;

» 6° Les phénomènes qui persistent encore sont : le tremblement des extrémités, la légère contraction fibrillaire des muscles de la face, quand il parle, plus accusée du côté gauche, la douleur à la pression sur les apophyses épineuses de la région cervicale, le sommeil moins complet, la fatigue survenant plus vite par le travail intellectuel et par la marche, la douleur à la pression à l'épigastre et les dérangements des fonctions digestives ;

» 7° Ces phénomènes sont incontestablement le résultat de la commotion ; sans elle, ils ne se seraient jamais produits ; comme ils vont depuis longtemps en s'améliorant d'une manière progressive, et comme le patient a une vie et une conduite régulières, on peut espérer que, si aucune circonstance ne vient troubler cette marche favorable, ils finiront par disparaître complètement ; mais, pour atteindre ce résultat, il faudra au moins encore trois à quatre mois ;

» 8° Il n'existe chez le patient aucune trace de simulation ni d'exagération.

» (Signé) : professeur C.... »

OBSERVATION III (INEDITE). — AFFAIRE S....

I. — Certificat du Dr F....

« Le soussigné, docteur en médecine, déclare avoir donné des soins à M. S...., domicilié rue......, pour un ébranlement du système nerveux contracté par suite de l'accident de chemin de fer arrivé, il y a deux ans environ, à Groenendael.

» Bruxelles, le 26 juillet 1891.

» (Signé) : F.... »

II. — Certificat du Dr G....

« Je soussigné, G..., docteur en médecine, à Amsterdam, déclare avoir soigné pendant plusieurs mois M. S...., demeurant à Bruxelles. M. S.... souffrait du cerveau et des nerfs (neurasthénie), se manifestant par céphalée, insomnies, douleurs dans le dos et dans les jambes ; d'ailleurs, M. S...., un homme laborieux et infatigable, se trouvait de plus en plus incapable au travail. Enfin, après plusieurs mois de souffrance, tous ces symptômes se sont aggravés et ont donné tout à fait l'image d'une encéphalite chronique, et M. S.... a succombé en état d'aliénation mentale.

» C'est ma conviction, que la neurasthénie, l'encéphalite et l'aliénation trouvent leur cause dans la commotion du cerveau et dans l'émotion des nerfs que M. S.... a subies par l'accident de chemin de fer de Groenendael.

» Amsterdam, 29 juillet 1891.

» *(Signé)* : G...., docteur en médecine. »

III. — *Certificat de M. A....*

« J'ai certainement connu M. S.... pendant plusieurs années avant l'accident de Groenendael, et je puis certifier que c'était un homme fort intelligent, parfaitement équilibré et très entendu dans les affaires commerciales ; qu'il avait une énergie extraordinaire et que son activité n'avait jamais laissé à désirer. Seulement, je n'ai plus vu M. S.... que deux ou trois fois après l'accident qui est la cause du procès, et ce que j'ai pu remarquer chez lui, c'est une surexcitation nerveuse que je ne lui connaissais pas auparavant.

» Mon témoignage ne peut pas aller au delà, le cas échéant. Je regrette vivement de ne pouvoir vous renseigner les personnes ayant connu M. S.... avant et après l'accident. Après son départ pour la Hollande, je n'ai plus vu M. S.... qu'à de longs intervalles et je ne connaissais nullement les personnes avec lesquelles il était en relation.

» 20 avril 1894.   » *(Signé)* : A.... »

IV. — *Rapport de M. le professeur C.... sur l'accident arrivé à M. S....*

« M. S.... a été blessé le 3 février 1889, lors de l'accident de Groenendael.

» La collision n'a produit immédiatement chez lui que des contusions insignifiantes. On a souvent remarqué que les cas qui offraient les lésions externes les moins prononcées étaient ceux qui, consécutivement, présentaient les lésions internes et étaient les plus graves.

» Le Dr F.... le traitait pour un état qu'il a qualifié d'ébranlement du système nerveux, et constatait que cet état a été produit par l'accident de chemin de fer de Groenendael.

» A partir de ce moment, des modifications morales et intellectuelles, dont aucune trace n'avait existé jusque-là, commençaient à se produire chez M. S... : il devint triste et irascible, sa mémoire diminua progressivement et cet homme intelligent et actif devint incapable de gérer ses affaires commerciales; il ne savait plus se rendre compte de la valeur du temps ni de l'argent, il les gaspillait et courait à sa ruine. Ces faits sont constatés par un certificat de M. le Dr G...., d'Amsterdam, et par une attestation de M. A...., de Hasselt.

» Le désordre progressif des facultés intellectuelles finit par acquérir une telle intensité que, le 18 mars 1891, on fut obligé d'interner M. S.... à la maison de santé d'Uccle, où il mourut à la fin de juin 1891.

» Les auteurs qui se sont occupés spécialement des accidents de chemins de fer, ont noté la profonde influence qu'ils exercent sur le cerveau, influence qui, d'après le Dr Julien Donath, de Budapest, résulte du double choc moral et physique éprouvé par ces malades. Le cerveau ainsi secoué éprouve une modification plus ou moins profonde, qui occasionne, au bout d'un temps plus ou moins long, une dépression mélancolique hypocondriaque avec augmentation de l'irritabilité, pouvant aller à certains moments jusqu'à une surexcitation extrême. Cet état est le résultat d'une inflammation du cerveau, d'une encéphalite chronique dont les phénomènes vont en s'accroissant d'une manière continue. Le Dr G.... a très exactement constaté l'existence de cette affection, qui a fini par entraîner la mort du malade.

» Il résulte de ces considérations que la collision de Groenendael a bien positivement produit chez M. S.... une lésion qui a déterminé d'abord la démence, puis la mort.

» *(Signé)* : professeur C.... »

Je pourrais rapporter encore d'autres observations publiées par les auteurs, dans lesquelles des discussions se sont élevées relativement à l'existence d'une lésion organique des centres nerveux.

Voici deux observations de Vibert, se rapportant à des cas de névroses traumatiques, dont la cause réelle a été reconnue par la suite devoir être une lésion encéphalique.

OBSERVATION IV.

« Un employé des postes, âgé de 31 ans, vigoureux, actif, brillant, fut victime de l'accident de chemin de fer de Charenton et fut projeté violemment sur la paroi du wagon. Cette secousse produisit des contusions légères sur le corps et une plaie superficielle à la partie postérieure gauche de la tête; il ne perdit pas connaissance et put retourner seul chez lui.

» Depuis lors, cet homme est atteint de céphalalgie, de douleurs erratiques, d'oppression; ses nuits sont mauvaises, agitées par des rêves effrayants se rapportant à l'accident; il éprouve des inquiétudes, il ne peut rester en place, le travail est impossible, l'appétit et les digestions mauvaises.

» Du 18 au 30 septembre, l'intelligence est normale, la mémoire bonne. En octobre, l'intelligence a diminué, la mémoire est altérée, il a des moments d'absence complète pendant lesquels il bat sa femme, croyant se défendre contre un étranger; les cauchemars l'obsèdent.

» A partir de ce moment, la maladie s'accroit considérablement; il devient triste et parfois colère; il survient dans les muscles de la face, du côté gauche, une contracture permanente et des secousses convulsives. Bientôt les secousses s'étendent à la région dorsale gauche et au bras gauche. La marche devient de plus en plus difficile, la vue s'affaiblit, les voies digestives se dérangent de plus en plus.

» Les troubles les plus graves s'observent du côté de l'intelligence. M. B.... s'est progressivement amoindri, et l'on a pu suivre pas à pas la marche progressivement envahissante de la lésion encéphalique. Lésion de surface, certainement, intéressant à la fois les méninges et la couche corticale du cerveau; non pas à la façon des méningo-encéphalites diffuses de la paralysie générale, non pas avec les bouffées congestives, mais avec le développement lent d'une sclérose, ayant très probablement derrière elle une pachyméningite occupant toute la région pariétale gauche.

» Ce qui nous conduit à cette idée, c'est la modification profonde survenue dans le caractère, la perte de la mémoire et déjà la difficulté pour trouver le mot propre à exprimer la pensée.

» Les troubles du caractère sont les premiers symptômes des lésions encéphaliques à marche envahissante. Les impatiences d'abord, puis les violences, plutôt sur les objets que sur les personnes, puis, un peu plus tard, sur les personnes elles-mêmes, telle est la progression observée d'ordinaire. M. B... n'y a pas fait exception. Il y a eu même quelque chose d'assez particulier : ce sont de courtes périodes d'une excitation, modérée d'ailleurs, dans lesquelles il parlait de projets, d'inventions. Il a trouvé un appareil qui lui permettra de voler; avec une joie enfantine, il fait part de sa découverte, et il l'oublie. C'est qu'en effet la mémoire a subi une rude atteinte. M. B.... ne peut plus lire; il comprend cependant encore ce qu'on lui dit, mais il ne garde rien. Si bien que, voulant lire, il ne trouve aucun sens à ce qu'il lit. La première ligne est oubliée déjà quand il arrive à la troisième. Aussi, M. B...., qui se rend à demi compte de son infériorité, ne veut-il plus rien faire; il passe la plus grande partie de son temps immobile, engourdi, se laissant à peine réveiller de sa torpeur par des excitations directes. Il ne faut même pas insister trop vivement, ce serait vouloir provoquer des résistances ou des colères.

» L'écriture a singulièrement changé. Elle ressemble à celle de certains aphasiques; et cependant il n'y a pas d'aphasie chez M. B.... L'orthographe est perdue, le mot est écrit bien plus en raison de la consonnance qu'en vertu de l'usage et du souvenir.

» Voici ce qu'à différentes dates, il a pu faire sous la dictée.

16 avril : « J'ai faim, j'ai sommeil, à la tête ». Il a oublié « j'ai mal », il a corrigé le mot « tête ».

23 avril : « Il fait du vend aujourd'hui. Élection du conseil municipal du 23 avril 6240 ». On lui dictait : « 6420 ». Il n'a pu rectifier ces chiffres que quand on les lui a épelés un à un.

» 11 juin : On lui dicte : encre, papier, j'ai mal à la tête, Monsieur X...., médecin à Paris. Il écrit : « Angre, papi, je ma a la taitte. Mosieu.... medaisain » a Pari ». Nous n'avons pas besoin d'affirmer que cette orthographe est absolument sincère et en accord complet avec tous les autres symptômes.

» De cette longue étude se dégage certainement la déchéance intellectuelle et physique du sieur B ... La marche de la lésion cérébrale a été progressivement envahissante, il n'est pas permis d'espérer qu'elle puisse rétrograder un jour. Nous sommes convaincu que la perte de l'intelligence est définitive, et que les lacunes aujourd'hui constatées deviendront de plus en plus profondes. Réduit désormais à une irréparable insuffisance, M. B.... est incapable de pourvoir aux besoins de sa vie; il ne peut plus se passer de surveillance et d'assistance. C'est un infirme dont la déchéance date du traumatisme cérébral dont il a été victime le 5 septembre 1881, dans la catastrophe survenue à Charenton, sur le chemin de fer de Lyon. » (VIBERT, obs. IX, p. 64.)

OBSERVATION V.

« M. D. .., âgé de 45 ans, bien constitué, se trouvait dans le train tamponné à Charenton; il ressentit une violente secousse, mais ne fut pas blessé. Il ne perdit pas connaissance, mais il ne peut dire comment il était sorti du wagon; il retourna chez lui, il eut des vomissements de sang, de la céphalalgie, de l'insomnie. Son intelligence était confuse, il pensait continuellement à l'accident; cette préoccupation devint le point de départ d'un véritable délire et d'accès d'emportement subits; à certains moments, au contraire, il éclatait en sanglots et demandait pardon.

» A partir de ce moment, sa mémoire s'affaiblit peu à peu, il ressentit des fourmillements dans les jambes, des crampes, des soubresauts.

» L'étude de l'état mental actuel de M. D.... supposait la connaissance de ses antécédents. Nous les avons déterminés avec une rigoureuse exactitude. Dans le passé, il a été un commerçant intelligent, habile. Sa maison était prospère, il s'occupait de tous les détails, et ils sont nombreux dans l'herboristerie. D'un caractère un peu vif, mais bon, il a toujours été pour ses filles, pour sa femme, affectueux, dévoué; il était d'ordinaire plutôt gai que triste, et, dans une situation presque aisée, la famille était heureuse.

» Vigoureux, bien constitué, indemne de toute prédisposition héréditaire fâcheuse, il n'avait jamais eu d'accidents cérébraux, jamais de maladies graves. Sobre, d'habitudes régulières, il n'a jamais fait d'excès alcooliques. Par sa constitution, par son genre de vie, il n'était exposé à aucun trouble de la santé.

» Il a été surpris par un accident qui a rompu l'équilibre, et à partir de ce moment, la déchéance a été progressive. Nous aurions pu affirmer beaucoup plus tôt les conséquences graves du traumatisme subi par M. D.... le 5 septembre 1881; nous ne l'avons pas voulu, sachant que nous donnerions à nos conclusions une certitude d'autant plus absolue que nous aurions pu mieux suivre l'évolution de troubles cérébraux à marche progressivement envahissante. Aujourd'hui, l'abaissement physique et intellectuel de M. D.... est arrivé à un degré tel qu'il n'est plus même possible d'espérer une amélioration. Les traumatismes cérébraux sont le point de départ de lésions multiples, dont la marche peut être plus ou moins rapide; chez M. D...., elles se sont développées immédiatement après l'accident, elles n'ont pas été enrayées, elles ne s'arrêteront pas; et nous sommes autorisé à dire:

» 1° Que M. D.... est atteint de troubles cérébraux graves, compromettant à la fois les fonctions intellectuelles et les fonctions de l'appareil locomoteur;

» 2° Que ces troubles symptomatiques de lésions encéphaliques à marche progressivement envahissante ne s'atténueront pas;

» 3° Qu'ils sont la conséquence certaine d'un traumatisme cérébral subi par M. D...., le 5 septembre 1881, dans la collision de deux trains à la gare de Charenton;

» 4° Qu'ils réduisent M. D.... à l'incapacité la plus absolue de s'occuper de sa maison de commerce, de pourvoir aux besoins de sa vie et de celle de sa famille. » (VIBERT, obs. X, p. 74.)

Mais à côté de cette catégorie d'affections, dont la cause principale consiste plus dans le traumatisme que dans l'émotion morale, il faut placer une foule de cas dans lesquels les désordres sont purement fonctionnels et dont l'agent étiologique essentiel est constitué par l'état mental particulier du patient au moment du traumatisme.

Voici deux observations personnelles se rapportant à ce genre de névrose traumatique :

OBSERVATION VI (INÉDITE ET PERSONNELLE).

Marie X...., âgée de 25 ans, se présentait, en juin 1894, à ma consultation du bureau de bienfaisance ; elle se plaignait d'être depuis deux mois sujette à des attaques convulsives dont la description indiquait la nature hystérique. Je m'informai de la cause de l'apparition de ces accès ; cette jeune femme me dit qu'elle attribuait sa maladie à un coup de poing que lui avait donné son mari au cours d'une discussion. A la suite de ce traumatisme, porté sur le sein droit, la malade déclare avoir ressenti une assez vive douleur qui persista pendant environ quatre ou cinq jours ; au bout de ce temps, elle sentit tout à coup une boule lui monter à la gorge, l'étouffer, et son premier accès se déclara. Depuis cette époque, Marie X.... vit reparaître ses accès presque journellement, quoique la douleur mammaire ait complètement disparu.

L'hérédité de cette malade n'est pas fort chargée ; son père est mort du *delirium tremens* à 40 ans ; sa mère, âgée de 48 ans, est bien portante ; un frère et une sœur sont morts en bas âge de causes inconnues ; enfin une sœur vivante, âgée de 30 ans, est excessivement nerveuse et colérique.

Comme antécédents personnels, il n'y a rien de particulier ; cette jeune femme déclare s'être toujours bien portée.

Le sein droit, au moment où Marie X.... vint me consulter, ne présentait rien d'anormal ; le bras droit était presque totalement anesthésique : il n'existait qu'une petite zone, de la grandeur d'une paume de main, siégeant au pli du coude, qui présentât la sensibilité normale ; cette anesthésie existait pour le contact, la piqûre, la chaleur et le sens musculaire ; cette malade ne pouvait déterminer l'attitude que l'on imprimait à son bras. La motilité et les réflexes étaient normaux ; la région mammaire droite était devenue une zone hystérogène : il suffisait de la comprimer pour provoquer immédiatement un accès d'hystérie bien caractérisé.

Ayant diagnostiqué une hystérie traumatique typique, je résolus de soumettre la malade au traitement psycho-thérapique; je l'endormis assez facilement et je lui suggérai la disparition de tous ces symptômes nerveux.

Dès la première hypnotisation, il y eut un amendement marqué dans l'état de la malade : les accès, qui auparavant étaient journaliers, ne se produisirent plus que deux fois en cinq jours. Cette amélioration s'accentua, et au bout de six semaines, Marie X.... était complètement guérie. J'ai eu l'occasion de revoir cette malade depuis : la guérison s'est maintenue.

Il est évident qu'il s'agissait dans ce cas d'une névrose traumatique pure, fonctionnelle, dont l'agent provocateur avait été le traumatisme, mais dont la cause essentielle était, très probablement, l'émotion morale. ,

En effet, l'hystérie ne s'est développée que quelques jours après le coup de poing, alors que la malade avait eu le temps de réfléchir à la gravité d'un traumatisme porté sur le sein; cette anxiété a troublé l'équilibre d'un système nerveux sensible, vivement impressionné. Le traumatisme, au contraire, n'a pu, par lui-même, amener de tels désordres; son intensité ne devait pas être bien grande, puisque la douleur, que l'on aurait pu attribuer à une lésion locale de la glande mammaire, disparut complètement et subitement lors de l'apparition des accès.

Cette observation est un exemple d'hystérie traumatique généralisée. Voici maintenant un exemple d'hystérie traumatique locale, telle que Brodie déjà, en 1837, la décrivait :

OBSERVATION VII (INÉDITE ET PERSONNELLE).

J'eus l'occasion d'observer, en janvier 1894, une jeune fille âgée de 20 ans, qui se disait atteinte de tumeur blanche de la hanche droite : à la suite d'une chute sur la hanche, elle avait ressenti une vive douleur qui, loin de s'atténuer, ne fit qu'augmenter. Cette douleur s'irradiait de l'articulation lésée vers le pli de l'aine et vers le genou. Petit à petit se manifestèrent la contracture et le raccourcissement. Les parents de cette malade étaient vivants et bien portants; cependant la mère accusait avoir eu quelques attaques de nerfs, vers l'âge de 20 ans; deux frères et sœurs étaient bien portants.

D'une nature lymphatique, cette jeune fille déclarait avoir eu la rougeole et la scarlatine; elle ne paraissait pas nerveuse; ses parents la croyaient molle et apathique.

Lorsque je vis cette malade, je constatai une contracture très marquée dans l'extension, avec rotation en dedans et raccourcissement apparent d'environ 3 centimètres; dans la station debout, le corps était incliné à gauche, les deux épines iliaques n'étaient pas sur le même plan, le pli fessier était déformé. Tous les mouvements imprimés au membre atteint provoquaient une vive douleur. Le membre inférieur droit était complètement anesthésique pour le contact, la piqûre, la chaleur, mais le sens musculaire était conservé; les organes des sens étaient normaux.

Depuis deux ans que la malade était atteinte de sa coxalgie, elle avait essayé une foule de traitements qui n'avaient amené aucune amélioration.

Je diagnostiquai une coxalgie hystérique d'origine traumatique; j'essayai le traitement psycho-thérapique : pendant l'hypnose, on pouvait imprimer au membre tous les mouvements qu'on voulait, sans provoquer aucune douleur ; la contracture avait disparu ainsi que le raccourcissement; si l'on ordonnait à la malade de marcher, elle avançait sans boiter ; mais, malgré la suggestion qui lui avait été faite, à son réveil tous les symptômes de coxalgie reparaissaient.

Au bout de quelques semaines cependant, la malade déclara sentir une amélioration ; les douleurs, disait-elle, étaient moins fortes, la marche plus facile.

Je commençais à espérer la guérison, lorsqu'un incident brusque m'évita la peine de continuer le traitement suggestif : un jour que cette jeune fille se promenait à la campagne, portant un châle rouge, une vache se dirigea, en courant, vers elle; prise d'une grande terreur, elle se mit à courir, aussi vite qu'elle le put, vers une habitation qu'elle aperçut à peu de distance. Elle déclara avoir couru pendant environ cinq minutes, sans penser à sa maladie, et elle fut tout étonnée, à partir de ce moment, de la disparition complète de son mal.

Ici encore, il s'agit bien évidemment d'une hystérie localisée d'origine traumatique, due, vraisemblablement, plutôt au choc moral qu'au choc physique : une violente émotion morale a été capable de détruire l'autosuggestion hystérique que la crainte d'une maladie articulaire avait probablement développée.

Nous sommes en plein dans la catégorie des névroses pures d'origine psychique et, pour cette partie de la question, nous nous rangeons volontiers à l'avis de Charcot : le traumatisme, et principalement l'émotion morale qui l'accompagne, devient l'agent provocateur de l'hystérie, de l'hystéro-neurasthénie, de la neurasthénie ou de toute autre névrose, au même titre qu'une autre cause quelconque. C'est ainsi que des traumatismes insignifiants et de toute nature suffisent à produire ces désordres : on a vu des morsures, des brûlures, des opérations chirurgicales même, amener l'apparition de ces névroses.

Quant à la nature autosuggestive des paralysies et des contractures d'origine traumatique, nous croyons qu'on peut l'admettre dans bon nombre de cas : l'impotence momentanée du membre, la douleur des mouvements articulaires au moment du traumatisme, s'implantent très probablement à l'état d'autosuggestion dans les cerveaux bouleversés des personnes atteintes.

Ne voit-on pas journellement de ces paralysies et de ces contractures psychiques chez les hystériques, paralysies et contractures dues à une idée fixe que la suggestion hypnotique est capable de faire disparaître ?

Pour les névroses traumatiques pures, le traumatisme en lui-même est donc moins important. J'ai dit *moins important*, je n'ai pas dit peu important, car il est des cas dans lesquels il est facile de prouver que les névroses traumatiques pures se produisent par voie réflexe, sans aucune intervention de l'imagination des malades.

Ce mécanisme est certain dans beaucoup de cas d'hystéro-traumatisme interne : si, en effet, dans les cas où des coliques néphrétiques ou hépatiques amènent l'apparition d'une névrose, on peut encore croire que les douleurs ont provoqué une émotion morale suffisante pour donner naissance à l'apparition de l'hystérie, lorsqu'au contraire les phénomènes nerveux sont consécutifs à la présence de vers intestinaux, l'origine réflexe de la névrose est indiscutable.

La possibilité des névroses traumatiques réflexes se trouve ainsi prouvée et il est permis de croire que, dans bon nombre de cas, les troubles nerveux consécutifs aux traumatismes reconnaissent une origine réflexe.

Pour ce qui concerne la localisation du traumatisme, Vibert

croit que les individus qui ont reçu un violent choc à la tête sont atteints, dans la plus forte proportion, de névrose traumatique. Au contraire, l'école de Charcot n'attribue d'importance à la localisation du traumatisme qu'en ce qu'elle provoque une localisation des manifestations névrosiques consécutives : c'est généralement le membre atteint qui se paralyse, se contracte, etc. ; quand le traumatisme atteint la tête, il y a presque toujours hémiplégie.

Pour comprendre ces deux opinions différentes, il est nécessaire de se rappeler que les névroses traumatiques constituent deux groupes distincts, ainsi que nous l'avons dit précédemment. Les névroses traumatiques graves, s'accompagnant très probablement de lésions organiques des centres nerveux, nécessitent la commotion cérébrale ; par conséquent les individus atteints d'un choc violent à la tête ou au rachis en seront plus souvent atteints que ceux chez lesquels le choc a porté ailleurs. Au contraire, les névroses traumatiques purement psychiques, ne nécessitant aucun traumatisme particulier, ne pourront présenter que des localisations différentes de leur manifestations en rapport avec la localisation du choc.

L'hystérie consécutive aux traumatismes ne nous semble pas devoir être considérée, avec Grasset, comme une hystérie spéciale : l'étude que nous allons en faire prouvera qu'elle est semblable à l'hystérie vulgaire.

Nous ne croyons pas davantage devoir, à l'exemple d'Oppenheim, admettre une entité morbide appelée « la névrose traumatique » : cette conception dérive de ce que l'auteur a étudié tous les cas de troubles nerveux consécutifs aux traumatismes, sans penser que ceux qui lui paraissaient s'écarter de l'ensemble symptomatologique des névroses communes pouvaient bien dépendre d'une lésion chronique progressive des centres nerveux.

Pour résumer notre pensée relativement à la pathogénie des névroses traumatiques, nous dirons que les troubles nerveux étudiés sous ce nom se rattachent à deux groupes bien différents en théorie, mais peu distincts en pratique : dans le premier, il existe des lésions organiques dont les manifestations sont couvertes par des troubles fonctionnels ; dans le second, il n'y a aucune lésion, il n'y a que des troubles fonctionnels, psychiques, névrosiques.

Ainsi s'explique l'opinion émise précédemment que l'on peut accepter à la fois la théorie de Erichsen et Vibert et celle de Brodie et Charcot; chacune d'elles explique certains cas; leur tort à toutes les deux est d'être trop exclusives.

CHAPITRE III.

Pour étudier l'étiologie des névroses traumatiques, nous envisagerons successivement le rôle du traumatisme, le rôle de l'émotion et le rôle de la prédisposition.

I. *Rôle du traumatisme.* — Comme nous l'avons vu précédemment, Vibert affirme que, dans l'immense majorité des cas, la névrose traumatique se montre à la suite d'accidents se caractérisant par un ébranlement physique plus ou moins violent, tels que accidents de chemins de fer, chutes, éboulements, explosions. Sur plus de mille individus ayant reçu des coups de couteau, des balles de revolver, etc., il n'a pas vu une seule fois survenir des troubles nerveux graves; au contraire, sur quatre cents individus victimes d'accidents avec choc, il en a vu une centaine atteints de névrose traumatique. Il pense que l'émotion morale est au moins égale dans les deux cas.

Il trouve encore un argument en faveur de la commotion physique dans ce fait que ce sont les individus ayant reçu un choc violent sur la tête qui sont atteints dans la plus forte proportion de névrose traumatique.

Au contraire, d'après l'école de Charcot, la nature du traumatisme importe peu : « Nous déclarons de suite, dit Berbez (1), n'accorder qu'une importance réduite à un traumatisme qui, tout en amenant une paralysie complète d'un membre, est souvent dans l'impossibilité de produire la moindre ecchymose, la moindre entorse. » Bouveret, de son côté, dit (2) : « L'intensité et la nature du traumatisme importent peu; l'effet produit n'est pas en rapport avec la cause. »

(1) Berbez. *Loc. cit.*, p. 15.
(2) Bouveret. *Loc. cit.*, p. 245.

Bychoffski, Patricopoulo, etc., sont du même avis. Grasset émet une opinion analogue. « Tous les auteurs sont d'accord sur ce point, dit-il (1) : légèreté du traumatisme lui-même, intensité de l'émotion morale qui en accompagne le développement. »

Oppenheim admet la variabilité du trauma : « Par là la preuve est faite, dit-il, que le mode et le siège de la lésion sont très variables et nous verrons ainsi que les symptômes ne dépendent que par des caractères isolés de l'espèce et du lieu de la lésion (2). »

Il n'y a donc que Vibert qui considère la nature du trauma comme très importante dans la production des névroses traumatiques.

Faut-il admettre son opinion ou bien accepter celle de Charcot et des autres auteurs, selon laquelle la nature du trauma n'est nullement en rapport avec les symptômes observés?

Il faut remarquer que Vibert, qui attribue au traumatisme le rôle prépondérant dans l'apparition des troubles nerveux consécutifs, est justement le seul des auteurs cités plus haut qui parle de ces cas, malheureusement fréquents, dans lesquels il est presque impossible de dire s'il y a ou non lésion organique.

Charcot et les autres auteurs qui considèrent l'émotion morale comme le principal agent provocateur des névroses traumatiques, ont, au contraire, surtout décrit des cas dans lesquels toute lésion pouvait être écartée en présence d'un tableau symptomatique de névrose pure.

Aussi, nous basant non seulement sur l'étude des cas publiés par les auteurs, mais encore sur nos observations inédites, nous croyons qu'il y a lieu d'être éclectique pour interpréter avec justesse le rôle du traumatisme dans l'apparition des troubles nerveux consécutifs.

Le rôle et la nature du traumatisme ont une grande importance, à notre avis, dans la catégorie des troubles nerveux graves décrits par Vibert et rapportés dans nos observations I, II, III, IV et V. Dans ces cas où les symptômes fonctionnels semblent se mêler à des troubles organiques, il y a presque toujours secousse, commotion violente, comme dans les accidents de chemin de fer, les explosions, etc.

(1) GRASSET. *Loc. cit.*, p. 18.
(2) OPPENHEIM. *Loc. cit.*, 1892, p. 120.

Rappelons que sur quatre cents cas d'accidents semblables, Vibert a observé cent fois des troubles graves, alors que sur un millier de traumatismes légers, il n'a pas vu une seule fois des phénomènes durables. Nos trois premières observations viennent à l'appui de la doctrine de Vibert; dans deux cas, il s'agit d'un accident de chemin de fer; dans l'autre, d'une explosion.

Au contraire, dans la catégorie des névroses traumatiques pures, nous croyons que le rôle du trauma est moins important; dans les observations VI et VII, il nous semble bien que c'est l'émotion morale qui a provoqué l'apparition de l'hystérie.

Aussi voit-on les traumatismes les plus dissemblables amener l'éclosion des névroses traumatiques pures : c'est quelquefois un accident de chemin de fer, mais beaucoup moins constamment que pour les névroses traumatiques graves. Plus souvent, c'est un traumatisme professionnel, un tremblement de terre (1), le choc de la foudre (2), une morsure, une brûlure, un calcul hépatique ou néphrétique (3), des vers intestinaux (4), une opération chirurgicale (5), etc.

Il est certains de ces cas dans lesquels le traumatisme agit par voie réflexe, sans intervention aucune d'émotion morale : c'est là un point qui a été signalé dans notre étude pathogénique et qu'il ne faut pas perdre de vue; on pourrait même prétendre que cette origine réflexe existe dans nombre de cas s'accompagnant d'émotions morales.

II. *Rôle de l'émotion.* — Vibert ne peut se résoudre à accorder une importance capitale à l'émotion, parce qu'il a observé que les individus blessés dans les circonstances les plus dramatiques échappent presque toujours à la névrose traumatique si les blessures ne rentrent pas dans la catégorie indiquée plus haut. Il croit que souvent le blessé, atteint ultérieurement de troubles nerveux graves, n'a guère été ému au moment de l'accident. « Parmi les cas les plus graves, dit-il (6), on trouve des individus qui assurent n'avoir pas été effrayés et qui se sont comportés en effet

(1) GUINON. *Loc. cit.*, p. 52.
(2) IDEM. *Ibid.*, p. 60.
(3) BYCHOFFSKI. *Loc. cit.*, p. 42.
(4) IDEM. *Ibid.*, p. 65.
(5) GUINON. *Loc. cit.*, p. 46.
(6) VIBERT. *Loc. cit.*, p. 158.

avec beaucoup de calme et de sang-froid, envisageant comme peu sérieuses les conséquences de l'accident. En revanche, on voit, dans une catastrophe de chemin de fer, par exemple, des individus qui sont restés un certain temps emprisonnés dans les débris d'un wagon sans qu'on puisse les en retirer malgré toutes leurs supplications, des femmes qui assistent en hurlant d'épouvante au sauvetage et au défilé des blessés, d'autres qui courent affolées sur les lieux du sinistre à la recherche de leurs enfants disparus, avec toutes les marques du désespoir et de la terreur ; or, ces personnes ne sont pas, plus spécialement que d'autres, atteintes par la névrose traumatique. »

Au contraire, Charcot et son école considèrent l'émotion morale comme le facteur essentiel des troubles nerveux consécutifs au traumatisme.

« Les émotions morales, dit Berbez (1), ont dans l'espèce une importance capitale. Toujours, ou presque toujours, le choc traumatique a été précédé d'une phase d'émotion plus ou moins violente, d'une durée plus ou moins longue. »

Grâsset attribue aussi à l'émotion morale le rôle principal dans le développement des névroses traumatiques.

Oppenheim est moins exclusif que les auteurs français ; il est tout disposé à attribuer à l'émotion morale une grande part dans l'apparition des phénomènes nerveux qui nous occupent ; il croit pourtant que le traumatisme en lui-même peut avoir de l'importance. Voici ce qu'il dit (2) : « Dans la plupart des cas rapportés par moi, la nature de l'accident a été telle qu'elle devait produire une forte excitation psychique ou qu'elle pouvait la produire. Qu'il revient à la frayeur une importante signification dans la production de la névrose, cela résulte de ce fait que dans certains cas il n'y a eu aucune lésion, comme, par exemple, chez un pompier qui s'est vu en apparence enfermé dans une maison en feu sans espoir d'être sauvé ; ou chez un machiniste qui a vu son train s'élancer sur un autre qu'il allait rencontrer et qui a éprouvé une suprême émotion alors que la rencontre a pu être évitée à temps Il ne faut pourtant pas conclure de là que l'action mécanique n'ait aucune importance. »

(1) Berbez. *Loc. cit.*, p. 15.
(2) Oppenheim. *Loc. cit.*, 1892, p. 121.

Notre opinion personnelle sur le rôle de l'émotion morale ressort de ce que nous avons dit du rôle du traumatisme : autant la nature de ce dernier nous semble prépondérante dans la production de la névrose traumatique grave, autant l'émotion morale nous paraît importante dans l'apparition des névroses traumatiques purement fonctionnelles.

L'émotion morale n'est cependant pas indispensable à l'apparition des névroses traumatiques pures, car, ainsi que nous l'avons dit précédemment, elles reconnaissent parfois une origine réflexe sans l'intervention d'aucune perturbation psychique.

III. *Rôle de la prédisposition.* — Les auteurs sont à peu près d'accord en ce qui concerne le rôle de la prédisposition ; tous signalent que dans la plupart des cas on n'observe aucun antécédent, ni héréditaire ni personnel : « Il n'est pas besoin, dit Vibert, que, pour être efficaces, ces causes agissent sur un individu paraissant prédisposé aux affections du système nerveux par son hérédité, ses antécédents personnels ou certaines particularités qui caractérisent les sujets dits *névropathes.* »

Berbez a rencontré neuf fois sur vingt et un cas des antécédents héréditaires indéniables.

Grasset, Guinon, Bouveret, etc., n'attribuent aucune constance au rôle de la prédisposition.

Dans notre première observation, il s'agit d'un individu dont la mère est nerveuse et dont une sœur est hystérique ; dans la seconde, la troisième, la quatrième et la cinquième, le malade ne présente aucun antécédent nerveux personnel ou héréditaire.

Dans l'observation VI, le père de la malade est mort du *delirium tremens,* une de ses sœurs est excessivement nerveuse et colérique ; dans l'observation VII, la mère de la malade était hystérique.

Par conséquent, sur sept observations, prises au hasard, dont cinq se rapportent aux névroses traumatiques graves et deux aux névroses traumatiques bénignes ou pures, nous trouvons une proportion d'un cinquième d'hérédité nerveuse pour la première catégorie, et de deux moitiés pour la seconde.

Cette proportion nous semble bien démontrer le rôle de la prédisposition dans l'apparition des névroses traumatiques ; il est bien certain que si, comme nous le pensons, bon nombre de névroses traumatiques graves, avec commotion, sont dues à des troubles organiques, le rôle de la prédisposition sera peu important; au contraire, les névroses traumatiques purement fonctionnelles, dépendant uniquement d'une émotion morale ou d'une action réflexe, se montrent bien plus souvent chez des individus prédisposés.

On comprend ainsi pourquoi, sur une centaine de cas de névroses traumatiques, Vibert n'a observé que quelques fois des antécédents personnels ou héréditaires, alors que Berbez en signale neuf fois sur vingt et un cas, ce qui ferait environ 44 %.

CHAPITRE IV.

ANATOMIE PATHOLOGIQUE.

Il peut paraître étrange, dans une étude consacrée aux
« névroses traumatiques », de trouver un chapitre traitant de leur
anatomie pathologique. Cet étonnement ne peut persister, lorsqu'on comprend ce qu'il faut, à notre avis, englober sous le terme
scientifiquement impropre de « névroses traumatiques ».

Il est bien certain qu'il ne peut exister, dans l'état actuel de la
science, de description anatomo-pathologique des névroses traumatiques pures, telles que l'hystérie ou la neurasthénie traumatique; mais, à côté de ce groupe de troubles nerveux consécutifs
aux traumatismes, il en est un autre dans lequel il existe très
probablement des lésions organiques des centres nerveux.

Il n'y a malheureusement encore que deux autopsies à l'appui de
cette manière de voir : nous les devons à Erichsen et Wichmann.
Dans la première, il s'agit d'un homme d'âge moyen, qui, à la suite
d'un accident de chemin de fer, bien que ne présentant aucune
blessure extérieure, fut atteint de tous les symptômes cérébraux
et spinaux que nous étudierons plus loin. Il mourut trois ans et
demi après l'accident, et, à l'autopsie, on trouva des traces d'inflammation chronique de l'arachnoïde, de la substance corticale
du cerveau et de la moelle (1).

Vibert n'a pu faire l'autopsie d'aucun des malades qu'il a
observés, mais il considère comme probable que la lésion décrite
par Erichsen existe chez la plupart d'entre eux, « c'est à dire, dit-

(1) ERICHSEN. *Loc. cit.*, p. 112.

il (1), une méningite et une encéphalite superficielles, lésions dont la marche est quelquefois assez régulièrement chronique, mais qui, dans d'autres cas, se développent par poussées aiguës, lesquelles se traduisent par de la fièvre et par une aggravation de tous les symptômes. L'état de ces malades concorde bien avec l'idée d'une lésion de l'écorce, lésion diffuse, généralisée et rarement localisée ou plus profonde en un point nettement délimité. »

Nous croyons, à l'exemple de Vibert, que dans la plupart des cas de troubles nerveux graves, consécutifs aux traumatismes avec commotion, il y a des lésions organiques des centres nerveux, mais nous pensons que ces lésions ne portent pas seulement sur l'encéphale, ainsi que Vibert semble le croire, mais aussi sur la moelle; il s'agirait, non d'une méningo-encéphalite, mais d'une méningo-encéphalo-myélite diffuse.

Au moment de l'accident, il se produit, très probablement, ce qui a lieu dans la commotion du cerveau et de la moelle, c'est-à-dire ou bien aucune lésion, ou bien un piqueté hémorragique de la substance nerveuse, ou bien des hémorragies plus étendues et localisées, ou bien encore une anémie complète des centres nerveux.

Les phénomènes du début sont, du reste, assez semblables dans le cas de névrose traumatique grave et dans la commotion cérébro-spinale d'intensité moyenne. Ces symptômes immédiats ne tardent pas à disparaître dans l'un comme dans l'autre cas; mais, tandis que parfois la santé se maintient, d'autres fois se manifestent lentement, et progressivement, tous les phénomènes des névroses traumatiques graves. Que diagnostiquera t-on en présence de cas semblables ? On dira tout simplement que, dans le premier cas, il y a commotion cérébro-spinale ; dans le second cas, névrose traumatique !

Et cependant, d'un côté comme de l'autre, il s'agit d'une affection d'origine identique, mais dont l'évolution s'est arrêtée ou a progressé; la commotion initiale a été la même; elle n'a, d'une part, donné lieu à aucune inflammation des centres nerveux, tandis qu'elle a engendré, d'autre part, un processus pathologique chronique et diffus.

(1) VIBERT. *Loc. cit.*, p. 46.

Pour résumer notre pensée, nous dirons que, parmi les affections que l'on appelle aujourd'hui « névroses traumatiques », il en est toute une catégorie dont le point de départ doit être une lésion chronique et diffuse des centres nerveux, portant soit sur l'encéphale, soit sur la moelle, soit sur les méninges cérébro-spinales; en un mot, une méningo-encéphalo-myélite chronique et diffuse.

CHAPITRE V.

La symptomatologie des névroses traumatiques est compliquée lorsqu'on veut la décrire un peu complètement; elle comporte, en effet, une foule de troubles nerveux qui sont tantôt simples et locaux, tantôt, au contraire, compliqués et généraux, depuis la paralysie incomplète d'une main, jusqu'à ces états graves s'accompagnant de perturbations profondes dans les facultés intellectuelles et aboutissant tôt ou tard à la mort.

Aussi plusieurs auteurs se sont-ils efforcés d'établir certains groupements des faits cliniques : Strümpell admet deux formes de névroses traumatiques, l'une locale, l'autre générale; Schültze (1) décrit, indépendamment de ces deux catégories, les cas graves comme ceux que signale Oppenheim.

Bouveret étudie successivement quatre groupes de névroses traumatiques :

I. Hystérie traumatique locale ;
II. Hystérie traumatique locale et générale;
III. Neurasthénie traumatique;
IV. Hystéro-neurasthénie traumatique.

Nous basant sur ce qui a été dit précédemment, nous devons décrire successivement la symptomatologie des névroses traumatiques graves avec commotion et lésions organiques probables, puis celle des névroses traumatiques fonctionnelles.

(1) SCHÜLTZE. Thèse d'Erlangen, 1888.

A. Névroses traumatiques graves, avec commotion et lésions organiques probables.

Ces troubles nerveux dépendent, ainsi que nous l'avons dit précédemment, d'un traumatisme considérable et subit, avec ébranlement violent, tel qu'accident de chemin de fer, explosion, etc. Aussi, le plus souvent, l'individu qui va être traumatisé n'a-t-il pas le temps de prévoir l'accident : il est projeté subitement sans se rendre compte de ce qui se passe.

Immédiatement après l'accident, il présente souvent un état cérébral spécial, caractérisé par une sorte d'hébétude, de stupeur, de demi-conscience ou même d'inconscience complète ; il peut aussi être sans connaissance et inerte.

Dans l'état d'inconscience, qui est très fréquent, l'individu traumatisé semble ne conserver que l'activité cérébrale nécessaire à son instinct de conservation : il sort du train sans se rappeler comment, il s'enfuit, sans s'occuper des autres blessés ; il est tout étonné de se retrouver ensuite en plein champ, dans un pays inconnu, ne sachant comment il s'y trouve.

D'autres fois, après un court moment d'inconscience, la personne victime de l'accident se retrouve à côté du train et, récupérant tout son sang-froid, aide à soigner les blessés.

Quelquefois encore, le blessé conserve toute sa conscience, mais reste étendu sur le sol, incapable de faire le moindre mouvement ; ou bien encore, il n'éprouve, au moment de l'accident, aucun symptôme anormal et rentre chez lui à pied, souvent à une grande distance.

Le début des troubles nerveux graves succédant aux accidents avec commotion violente est variable ; il peut être immédiat, précoce ou tardif.

Immédiatement après l'accident, l'individu traumatisé peut ressentir de l'excitation nerveuse, de l'insomnie, des cauchemars, des tremblements, de la céphalée, des troubles digestifs, du délire, etc. Il peut aussi ne présenter aucun symptôme.

Ces troubles nerveux peuvent diminuer insensiblement et disparaître complètement au bout de quelques jours, mais ils peuvent aussi persister et s'aggraver.

Lorsque le blessé n'a éprouvé aucun trouble nerveux à la suite de l'accident, ou bien lorsque les perturbations du début ont disparu, il se croit complètement guéri ; mais au bout de quelques semaines ou de quelques mois apparaissent les symptômes graves que nous allons étudier.

a. *Troubles intellectuels.* — Ce sont les troubles cérébraux qui prédominent chez les individus victimes d'accidents violents avec commotion.

Soit immédiatement après l'accident, soit plus tard, le malade ressent de la céphalalgie, des vertiges, des insomnies ; les idées sont confuses, le travail devient pénible, la mémoire diminue à tel point qu'il est souvent obligé d'inscrire ce qu'il doit faire dans la journée ; il y a quelquefois des amnésies partielles portant sur des notions acquises avant le traumatisme, sur des événements personnels ou sur des faits courants.

L'attention est considérablement diminuée, la conversation fatigante, la lecture impossible.

Le caractère devient irascible, triste, émotionnel, le malade est anxieux, sans qu'il puisse en dire la raison ; il est hypocondriaque, il présente des crises de larmes à la suite desquelles il se trouve soulagé. « J'ai toujours, dit Vibert (1), noté ce symptôme chez les malades gravement atteints, et, à moins qu'il ne s'agisse d'un sujet antérieurement névropathe, je crois qu'il comporte un pronostic fâcheux. »

Souvent l'émotionnabilité est à ce point développée que le malade pleure pour la moindre chose.

Les vertiges qu'il éprouve quelquefois lui procurent une angoisse insurmontable en présence des grands espaces et occasionnent par suite une véritable agoraphobie.

Généralement, le jugement reste intact ; dans deux cas seulement, Vibert a observé du délire et de véritables accès de manie.

Tous ces symptômes s'aggravent considérablement sous l'influence de toute excitation, telle que le travail intellectuel, les émotions, l'ingestion d'alcool, le tabac, etc.

Les troubles intellectuels consécutifs aux traumatismes violents peuvent présenter les allures de ceux que l'on observe dans la paralysie générale progressive.

____

(1) VIBERT. *Loc. cit.,* p. 38.

b. *Troubles de la sensibilité.* — Beaucoup d'individus ressentent, à la suite de grands traumatismes, des fourmillements, des engourdissements, des douleurs dans les membres. Ces phénomèmes n'existent pas toujours, ils peuvent se produire par accès et changer de siège. On observe souvent de la rachialgie et de l'hyperesthésie le long de la colonne vertébrale.

La tête est souvent le siège de sensations douloureuses, surtout à la région occipitale ; cette céphalalgie augmente sous l'influence de toute excitation.

L'anesthésie n'est pas un symptôme appartenant aux troubles nerveux avec commotion et lésions organiques probables ; elle existe rarement dans le cas qui nous occupe ; elle appartient aux névroses traumatiques pures : « Je n'ai pas noté l'anesthésie, dit Vibert (1), si ce n'est chez les individus qui avaient été atteints moins d'un ébranlement général de l'encéphale que d'une contusion nettement circonscrite, et qui présentaient d'autres signes d'une lésion localisée. »

On observe par contre quelquefois la diminution de l'acuité des organes des sens et de la sensibilité générale, des bourdonnements d'oreilles, de la photophobie.

c. *Troubles de la motilité.* — Les troubles de la motilité sont des tremblements intermittents, surtout localisés à la face et à la langue, augmentant par les émotions, des secousses musculaires, des soubresauts des tendons et quelquefois des accès épileptiformes.

La parole est souvent lente, scandée, bégayante ; elle rappelle quelquefois celle de la paralysie générale ou de la sclérose en plaques.

La force musculaire est amoindrie, la marche difficile ; le malade marche à petits pas, traîne les pieds, s'appuie sur tout ce qu'il rencontre ; il s'arrête souvent, fatigué et en proie à un malaise général.

Cet affaiblissement de la force musculaire se manifeste à la fois dans les muscles du corps ; il peut même atteindre quelquefois les sphincters de la vessie et du rectum.

Les paralysies sont rares ; elles caractérisent plutôt les névroses sans lésions organiques.

(1) VIBERT. *Loc. cit.*, p. 41.

d. *Troubles de la santé générale.* — Les troubles de la santé générale sont presque constants à la suite des traumatismes avec commotion, dont il s'agit ici.

Nous croyons, avec Vibert, que ces phénomènes sont dus, moins aux modifications directes produites par l'ébranlement aux organes internes, qu'aux troubles des fonctions encéphaliques ; ils se montrent, en effet, surtout chez les individus dont les troubles cérébraux sont bien marqués et vont constamment en augmentant.

Les digestions sont pénibles, le visage est congestionné après les repas, et le malade accuse de l'oppression. L'appétit est mauvais, il y a quelquefois des vomissements, des diarrhées, des constipations. Le pouls est rapide, petit, irrégulier, faible ; il peut y avoir polyurie et glycosurie ; les fonctions génitales sont amoindries ou abolies.

Ces troubles de la santé générale amènent un état de faiblesse souvent extrême et la cachexie.

Le tableau symptomatique que nous venons de donner des troubles nerveux consécutifs aux traumatismes avec commotion et lésions probables des centres nerveux, se rapproche notablement de ceux que Erichsen et Vibert ont établis. D'après Erichsen, la face exprime la tristesse et l'anxiété, la pensée est confuse, la mémoire est diminuée. Le malade est incapable de se livrer aux affaires, en raison de l'imperfection de la mémoire, de la confusion des idées et de l'impossibilité de concentrer quelque temps l'attention sur un même sujet. Le caractère est profondément changé, il est devenu triste et irascible. Le sommeil est mauvais, interrompu par des cauchemars. Le patient ressent une douleur à la tête ou bien une tension, un poids, des battements, des étourdissements. Souvent, il entend du bruit, variant d'intensité aux diverses périodes, mais ne manquant jamais complètement.

L'œil est sensible à la lumière, il voit des mouches volantes, des taches ; l'ouïe est hyperesthésiée, tout bruit est pénible.

Le travail de Erichsen est basé sur une quinzaine d'observations se rapportant à des commotions ou à diverses lésions de la moelle et de ses enveloppes.

Vibert donne une description analogue des cas qu'il considère comme résultant d'une lésion des centres nerveux.

Le premier auteur attribue les troubles cérébraux à l'extension

de la méningo-myélite ; le second croit à l'encéphalite primitive ;
tous deux peuvent avoir raison dans certains cas, mais ce qui
nous paraît très probable, c'est qu'il existe dans ces cas une lésion
organique des centres nerveux.

OBSERVATION VIII (INÉDITE).

Rapport des experts sur l'état de V. C....

« Nous soussignés, V...., S.... et S...., docteurs en médecine à
Bruxelles et à Mons, désignés en qualité d'experts par jugement
du 2 décembre 1892 de la première chambre du tribunal de
première instance de Bruxelles, en cause de V. C.... contre l'État
belge, aux fins de dire quelles ont été et quelles seront pour le
demandeur les suites de l'accident dont il a été victime par suite
d'une collision de trains survenue, le 29 août 1892, près de la
gare de Bruxelles, à l'endroit dit « les Deux-Ponts ».

» Après avoir prêté serment le 31 décembre 1892, à midi, en
chambre du conseil de la première chambre du tribunal de
première instance, visité à de très fréquentes reprises le demandeur, recueilli tous les renseignements de nature à nous éclairer,
nous être réunis fréquemment pour délibérer, avons consigné
dans ce présent rapport le résultat de notre examen.

» Nous avons procédé à une première visite du demandeur
chez l'un de nous, le 7 janvier 1893, en présence des parties et il
nous a été fait remise par le conseil du demandeur des documents
ci-après :

» 1° Un avis-consultation, en date du 4 octobre 1892, de M. le
Dr D...., premier médecin traitant du demandeur, qui déclare
que V. C.... éprouve des troubles cérébraux se rattachant à
l'affection dite *railway-spine*, que le malade est dans une situation fort pénible et qu'il est exposé à souffrir pendant longtemps
encore ;

» 2° Une déclaration, en date du 25 octobre suivant, de M. le
professeur C...., qui conclut à l'existence d'une lésion du cerveau
dont les effets peuvent être de longue durée, se prolonger pendant des années, qui peut s'aggraver encore et devenir tout à fait
incurable ;

» 3° Une attestation, datée du 3 octobre 1892, et signée ....,
que V. C.... s'est présenté à la gare du Nord au bureau du chef
de station pour recevoir les soins que nécessitait son état.

» V. C.... avait une contusion à la nuque, était en proie à des
troubles violents et saignait abondamment du nez.

» D'autre part, le conseil du défendeur nous a transmis, sous
la date du 7 janvier 1893, un certificat de M. le Dr L...., médecin
agréé du Département des Chemins de fer, dans lequel ce praticien
déclare que V. C.... est atteint du *railway-brain*; que la maladie
n'offre aucun symptôme de haute gravité, mais qu'elle peut
s'aggraver bien qu'elle soit susceptible d'amélioration et de guérison; qu'elle peut sinon durer des mois et plus aussi.

» Ce certificat porte la date du 16 novembre 1892.

» Le 9 janvier 1893, nous avait été adressé par le conseil du
demandeur :

» 1° Un état des médicaments fournis à cette date au demandeur
par M. le pharmacien D....

» Cet état s'élevait à 5 francs et 5 centimes;

» 2° Une note de M. B.... fils, au service duquel se trouvait V.
C...., dans laquelle il est relaté que celui-ci a été, au moment de
la collision, projeté violemment sur la tête; que l'un des médecins de service, lors de l'accident, s'est offert à donner un certificat
contresigné par le chef de gare; qu'en voulant retourner chez lui
V. C.... s'est évanoui à plusieurs reprises; qu'il s'affaiblit de
jour en jour et qu'il ne peut plus faire son service; que c'était un
serviteur excellent, très rangé et sobre.

» Enfin, le 16 juin 1893, nous avons reçu du conseil du demandeur un nouveau certificat délivré la veille par M. le professeur
C...., d'où ressort que V. C.... a été atteint, le 29 août 1892,
d'une commotion du cerveau et de la moelle épinière et qu'il en
est résulté une méningite et une myélite chroniques dont la guérison est très problématique et qui le mettent dans l'impossibilité
de gagner sa vie par l'exercice d'une profession quelconque.

» Des renseignements que nous a donnés le demandeur, il
résulte qu'il se trouvait, le 29 août 1892, dans un compartiment
de troisième classe du train qui a été tamponné.

» Il ne se souvient pas s'il est tombé du train lorsque la collision s'est produite ou s'il est descendu de son wagon; il semble
y avoir à cet égard amnésie complète.

» Il se rappelle qu'une fois hors du train il souffrait horriblement de la tête et de la nuque, et qu'il a abondamment saigné du nez.

» Il a pu néanmoins se rendre à pied dans le bureau du chef de gare où il a reçu les soins d'un médecin.

» En sortant de là il s'est évanoui à deux reprises différentes, mais il est bientôt revenu à lui et est resté à la gare, entouré des personnes qui l'avaient soigné, jusqu'au moment de partir pour Merchtem, c'est-à-dire vers 2 heures.

» Après quelques jours de repos dans sa famille, où il nous dit qu'il a vomi et craché du sang, il a essayé de venir reprendre son service chez M. B...., place du Petit-Sablon, mais il s'est trouvé dans l'impossibilité de le remplir convenablement.

» Il avait des maux de tête et des vertiges, n'avait plus de mémoire et éprouvait les plus grandes difficultés à se mouvoir et surtout à monter un escalier.

» Ces détails nous ont été confirmés par M. B.... fils.

» Au mois de novembre, V. C... a dû abandonner son service et retourner à Steenhuffel, où habite sa mère. Depuis cette époque, il vit à la campagne et n'a cessé de souffrir.

» Il a reçu d'abord les soins de M. le Dr D...., puis il s'est adressé à M. le Dr C..., qui a continué à le soigner.

» Nous avons pendant une année suivi pas à pas la maladie du demandeur, nous avons constaté différentes phases d'amélioration et d'aggravation, nous l'avons observé avec le plus grand soin parce qu'il nous avait paru d'abord qu'il pouvait y avoir certaine exagération dans les souffrances dont il se plaignait, et nous résumons ci-après les symptômes qu'il n'a cessé d'accuser.

» Il dit souffrir constamment de la tête, soit au front, soit à la nuque. Dès qu'il baisse la tête, il a mal, « sent le sang se porter à » la tête ».

» Il ressent des douleurs au dos, à l'épigastre et aux jambes. Il a des étourdissements et des vertiges. Ces vertiges lui viennent subitement lorsqu'il est quelque temps debout; alors il ne voit plus et c'est « comme s'il se trouvait dans une cave ».

» Il a perdu la mémoire. Il oublie les moindres commissions dont on le charge.

» Dans le dos, il ressent comme des coups de poing. Il a les jambes engourdies et il éprouve une sensation continuelle de froid, parfois aussi des fourmillements. Il ne peut marcher quelque temps sans ressentir une immense fatigue.

» A l'épigastre, il a la sensation d'un gonflement qui est extrêmement pénible et qui lui donne constamment des envies de vomir. Il n'a plus vomi cependant depuis les premiers jours de l'accident. Son appétit a disparu. Il mangeait bien autrefois, il mange sans goût aujourd'hui. Les nuits sont presque toujours troublées. Il a de l'insomnie ou bien des rêves effrayants l'agitent. Il a peur, il a alors des sueurs froides. Parfois, dans la rue, il lui arrive d'avoir peur.

» Le moindre bruit le saisit et lui donne de violentes palpitations de cœur « à tomber mort ! » Cela lui descend alors dans les jambes et c'est à peine si après cela il peut se tenir debout.

» V. C. .. nous dit enfin qu'il n'a plus de force, qu'il a quelquefois des tremblements dans les bras et dans les jambes, ainsi que des tiraillements.

» Chaque fois qu'il nous fait le récit de ses souffrances, qui sont cruelles, dit-il, et qui ne lui laissent pas un instant de répit, il pleure et se lamente.

» Il nous interroge avec anxiété sur ces sensations douloureuses qu'il éprouve et qu'il cherche à analyser. Il est dans un état presque continuel d'émotion ou bien il est sombre, triste, il paraît inquiet.

» V. C.... a beaucoup maigri, les personnes qui l'ont connu avant l'accident affirment qu'il a vieilli de dix ans.

» V. C.... est cependant bien constitué. C'est un homme qui a dû être robuste et vigoureux. Il nous dit avoir toujours joui antérieurement d'une bonne santé. Il a été soldat pendant trois ans et n'a jamais été malade.

» Les renseignements que nous avons recueillis nous ont appris qu'il n'y avait pas chez lui d'antécédents nerveux personnels ou héréditaires.

» Les différentes explorations auxquelles nous le soumettons ne nous font constater aucune lésion organique caractérisée, mais les symptômes objectifs que nous relevons nécessairement dans nos divers examens suffisent à établir la réalité des troubles nerveux accusés par le demandeur.

» Tels sont notamment les symptômes suivants dont, par des

explorations plusieurs fois répétées et à de longs intervalles, nous avons constaté l'existence :

» Une asthénie musculaire des plus accusées d'abord ; le dynamomètre donne 32 à droite, lorsque le malade est assis ; 34, lorsqu'il est debout ; à gauche, 29 seulement, lorsqu'il est assis ; 28, lorsqu'il est debout.

» Nous sommes loin du chiffre normal.

» L'exploration électrique nous fait constater, d'autre part, que la réaction électrique des muscles de l'avant-bras est normale à droite et qu'il y a plutôt exagération de la contractilité avec un courant faible (2 milliampères), tandis qu'à gauche elle se manifeste avec 3 milliampères.

» La résistance électrique n'est que de 1700, tandis que, à l'état normal, elle est de 3000.

» Comme troubles de la sensibilité, nous notons, outre les douleurs ressenties à la région frontale et à la nuque, un troisième siège de douleurs fixes à la région lombaire où nous trouvons des points insensibles à la pression des apophyses épineuses, sans qu'il y ait déformation ou lésion apparente de la colonne vertébrale. La pression des apophyses épineuses des régions cervicales et dorsales est au contraire indolore.

» La sensibilité tactile est égale des deux côtés, et la douleur est émoussée, surtout à gauche. A la chaleur, elle est également émoussée à gauche. La sensibilité de l'odorat et du goût est diminuée.

» Le réflexe rotulien est normal à droite, diminué à gauche. Le réflexe nauséeux est intact. Le réflexe plantaire est notablement amoindri.

» L'acuité auditive est notablement moindre à gauche qu'à droite. L'acuité visuelle est également altérée. Le champ visuel, mesuré au campimètre, est rétréci surtout à gauche, où il n'atteint que 27 intérieur et 21 extérieur, 22 en haut et 34 en bas ; tandis qu'à l'œil droit il est de 52 extérieur, 49 intérieur, 28 en haut et 38 en bas.

» Ces constatations sont conformes aux déclarations du demandeur qui se plaint de ne plus voir aussi bien de l'œil gauche qu'autrefois.

» Nous constatons enfin chez le demandeur un état dyspeptique presque constant, une certaine irrégularité dans la circulation, avec un pouls toujours petit et accéléré, mais sans lésion de l'organe central ; il n'a pas de trouble de miction, mais une absence complète de toute tendance à l'orgasme sexuel ; enfin de l'hyperhydrose.

» Tels sont les symptômes que l'exploration clinique nous a permis de recueillir et qui, joints aux symptômes subjectifs que nous avons notés, constituent bien dans leur ensemble l'affection. désignée sous le nom de « névrose traumatique », résultat direct d'une commotion ou d'un ébranlement physique de l'encéphale ou du système nerveux.

» Au cours de notre examen, en septembre 1893, sous l'influence d'une cause qui nous a échappé, la situation du demandeur s'est tout à coup aggravée.

» L'amaigrissement que nous avions observé s'est accentué, en même temps que nous constations de la dyspnée, une toux sèche, non quinteuse, sans expectoration, et à l'auscultation un affaiblissement du bruit vésiculaire vers l'angle inférieur de l'omoplate droite.

» Cette crise, coïncidant avec une accentuation plus marquée des phénomènes nerveux accusés par le demandeur, peut faire craindre l'évolution de lésions pulmonaires sous l'influence surtout de l'état d'affaiblissement et de dépression morale du malade.

» Cette situation s'est cependant amendée après quelques semaines, et V. C.... est sorti de cette crise sans que son état général se soit réellement aggravé.

» Au mois de décembre, il se trouvait toujours dans la même situation et incapable d'aucun travail. Toujours les mêmes souffrances, les mêmes douleurs, la même tristesse, la même anxiété.

« Cela ne bouge pas, dit-il en pleurant, et n'est-ce pas malheu- » reux de voir un homme de mon âge réduit à rien ? »

» Les nuits sont cependant meilleures, mais ses réveils toujours pénibles.

» Les voies digestives aussi sont en meilleur état.

» Il a continué à maigrir cependant. Alors qu'autrefois il pesait 73 à 74 kilos, il n'en pèse plus aujourd'hui que 59.

» De ce qui précède, nous concluons :

» Que par suite de l'accident « des Deux-Ponts », V. C.... a été atteint d'une commotion des centres nerveux des plus graves.

» Que l'affection qui en a été la conséquence (névrose traumatique) a donné lieu et donne encore lieu à de vives souffrances et a mis et met encore V. C.... dans l'impossibilité absolue de se livrer à aucun travail.

» Que cette incapacité peut durer encore longtemps et qu'il ne nous est pas possible de dire quelle sera sa durée.

» Que, cependant, l'affection dont est atteint V. C.... est susceptible de guérison, mais que nous ne pouvons affirmer que cette guérison soit jamais complète et qu'il peut se faire que la secousse qu'a reçue V. C.... et les souffrances qu'il a endurées et qu'il endurera encore altèrent son système nerveux au point de ne jamais lui permettre de regagner ses forces, son activité et son énergie d'autrefois.

» Bruxelles, le 5 janvier 1894.

» (*Signé*) : Drs V...., S.... et S.... »

Remarques du Docteur C.... sur le rapport des experts dans l'affaire V. C....

« Les experts, MM. les Drs V...., S.... et S...., ont observé V. C.... pendant une année. Dans le rapport qu'ils ont présenté, ils ont énuméré avec soin tous les symptômes qu'ils ont rencontrés. J'y relève les points suivants :

» 1. V. C.... a maigri d'une manière continue depuis l'accident, ce qui implique une altération profonde et continue apportée aux phénomènes de la nutrition.

» 2. Quand je lui ai délivré un certificat le 25 octobre 1892, il n'y avait aucun trouble de la vision et les réflexes étaient normaux. Les altérations de ces fonctions actées par les experts, sont donc survenues depuis.

» 3. Les experts mentionnent le tremblement comme survenant *quelquefois* ; actuellement ce phénomène est devenu habituel.

» 4. Ils mentionnent des douleurs dans le dos, mais sans dire que ces douleurs vont en augmentant et ont acquis une telle intensité que le patient sait à peine encore se tenir droit.

» 5 Ils ont trouvé la sensibilité tactile émoussée, et j'ai constaté le même fait le 14 décembre dernier ; or, le 25 octobre 1892, je l'avais trouvée normale. Encore une aggravation notable.

» 6. Ils disent que le malade pleure et se lamente en faisant le récit de ses souffrances ; j'ajoute qu'il est en proie à des idées mélancoliques, qu'il se désespère et que ces phénomènes psychiques vont en s'aggravant.

» 7. Il en est de même de la diminution de la mémoire et de l'émotivité. Voilà donc toute une série de symptômes qui ont surgi ou qui se sont aggravés progressivement après l'accident et jusqu'au moment actuel. De semblables aggravations ont du reste été souvent constatées dans des cas analogues.

» 8. Les experts disent que tout d'abord il leur a semblé qu'il y avait une certaine exagération dans les souffrances accusées par V. C.... Cette idée résulte chez eux, non de l'observation des faits, mais de la lecture de certains auteurs qui attribuent dans ces cas à la simulation un rôle à coup sûr exagéré, car les résultats de ce genre d'accidents sont tellement graves qu'aucune exagération ne saurait atteindre leur importance réelle. Ces auteurs se basent sur les données suivantes : 1° ils voient une discordance entre les lésions, selon eux minimes, et les phénomènes accusés par le malade ; 2° certains individus atteints d'accidents de chemin de fer se sont rapidement rétablis ; 3° certains ont présenté une amélioration notable et même une quasi-guérison après l'issue du procès en réparation intenté par eux. A cela je réponds : 1° que les lésions en question n'ont souvent pas été convenablement établies ni appréciées ; 2° que l'accident de chemin de fer n'est pas une maladie, mais une cause de maladie qui peut agir avec une intensité et selon des modes très différents qu'il faut apprécier dans chaque cas individuel, sans pouvoir conclure de l'un à l'autre, les cas n'étant nullement identiques ni même similaires ; 3° que l'incertitude qui hante l'esprit du malade en instance de réparation, les angoisses poignantes qui sont en raison directe de la conscience qu'il a de la gravité de son état augmentent notablement celle-ci, d'autant plus qu'il se sent plus profondément atteint et que la cessation de ces angoisses doit nécessairement amener une détente et une amélioration, sans qu'on puisse en aucune façon ni à un degré quelconque invoquer pour l'expliquer la simulation. Du reste, il existe de nombreux cas où une décision judiciaire n'a nullement amélioré l'état du patient et a même été suivie d'une aggravation, ce qui rend tout à fait inadéquate toute conclusion qu'on croirait pouvoir tirer de ce chef.

» 9. Au bas de la page 7 du rapport, il est dit que les voies digestives sont en meilleur état ; on pourrait en inférer qu'elles sont en train de redevenir normales. Les experts se chargent toutefois eux-mêmes de démontrer qu'il n'en est pas ainsi, car à la page 4, ligne 17, ils s'expriment comme suit :

« A l'épigastre, il a la sensation d'un gonflement qui est extrê-
» mement pénible et qui lui donne constamment des envies de
» vomir. Il n'a plus vomi depuis les premiers jours de l'accident.
» Son appétit a disparu. Il mangeait bien autrefois, il mange
» sans goût aujourd'hui ».

» Et au bas de la page 6, ils disent :

« Nous constatons aussi chez le demandeur un état dyspep-
» tique presque constant. »

» Ce qui a pu occasionner de la part des experts cette légère contradiction, c'est qu'à certain moment, en octobre et en novembre 1893, son appétit a augmenté et la digestion est devenue plus facile ; mais depuis cette époque, de nouveau les forces digestives ont diminué, et cette apparente amélioration a disparu.

» Il n'est pas exact que le patient n'ait vomi que dans les premiers jours de l'accident : il a encore vomi en juin 1893.

» 10. J'attache une grande importance à ces phénomènes gastriques, pour deux raisons. La première, c'est qu'un semblable malade ne peut se rétablir qu'à condition d'avoir les voies digestives en bon état. La seconde, c'est qu'ils sont en rapport avec une lésion du mésocéphale ou bulbe rachidien, duquel partent les nerfs qui président aux principales fonctions de l'existence.

» 10. Les experts écrivent les lignes suivantes :

« Au cours de notre examen, en septembre 1893, *sous l'influence*
» *d'une cause qui nous a échappé*, la situation du demandeur s'est
» tout à coup aggravée.

» L'amaigrissement que nous avions observé s'est accentué, en
» même temps que nous constations de la dyspnée, une toux
» sèche, non quinteuse, sans *expectoration*, et à l'auscultation un
» affaiblissement du bruit vésiculaire vers l'angle inférieur de
» l'omoplate droite. »

» La cause de ces accidents, qui a échappé aux experts, c'est précisément la lésion du mésocéphale, d'où partent les nerfs pneumogastriques qui innervent les poumons. Cette lésion a subi momentanément une exacerbation qui a produit ces phénomènes respiratoires. Les experts eux-mêmes fournissent la preuve qu'il en a bien été ainsi, lorsqu'ils constatent que cette crise a coïncidé avec une accentuation plus marquée des phénomènes nerveux, et que la toux n'a été accompagnée d'aucune expectoration ni d'aucun râle.

» 11. Les experts disent que ces symptômes indiquent bien « l'affection désignée sous le nom de névrose traumatique, résultat » direct d'une commotion ou d'un ébranlement physique de » l'encéphale ou du système nerveux ».

» Cette appréciation est juste, et c'est bien ainsi que les auteurs qualifient les cas de l'espèce. J'y ajouterai toutefois quelque chose.

» Le mot « névrose » a le tort d'atténuer ce genre d'accidents et de diminuer la notion de gravité qui doit leur revenir. Il a cet autre tort, de tendre à faire considérer les accidents résultant de chocs, de violences extérieures et même d'impressions morales terrifiantes, comme étant toujours et invariablement de même nature, alors qu'ils peuvent différer considérablement.

» Quand on prononce le mot « névrose », on se figure volontiers une altération fonctionnelle sans lésion matérielle appréciable de la substance nerveuse, de façon que les phénomènes qui la caractérisent peuvent disparaître complètement, sans laisser de traces, et parfois très vite. Il y a des cas où il peut en être ainsi; mais quand la maladie a été produite par une commotion physique, c'est-à-dire par une secousse intense qui a altéré profondément et modifié de fond en comble l'état moléculaire des tissus, il n'en est plus de même; il en résulte des lésions parfaitement appréciables et qui généralement s'aggravent avec le temps. Cette aggravation, jointe à la constance, à la marche et à l'ensemble synthétique des phénomènes, offrant les mêmes caractères que ceux présentés par les lésions matérielles des centres nerveux dérivant d'autres causes, caractérisent ces cas. On n'a plus alors devant soi une névrose proprement dite, mais une inflammation chronique, offrant la gravité, l'opiniâtreté et la marche généralement progressive des inflammations chroniques graves des centres nerveux. M'appuyant sur ces données, je qualifie la lésion que porte V. C.... par la dénomination d'encéphalo-myélite chronique grave, d'origine traumatique.

» Il en offre les signes bien manifestes, et les experts se contredisent eux-mêmes lorsqu'ils avouent que les explorations auxquelles ils l'ont soumis ne leur ont fait constater aucune lésion organique caractérisée. Cette lésion que je viens de définir ressort au contraire clairement de l'exposé des faits qu'ils ont consciencieusement et laborieusement accumulés.

» 12. Cette affection existant depuis dix-huit mois, n'ayant nullement rétrocédé, mais s'étant, au contraire, progressivement aggravée, doit être considérée comme incurable ; ce qu'on peut espérer de plus avantageux pour le malade, c'est l'état stationnaire, peut-être avec une légère amélioration, mais sans jamais atteindre la guérison ; V. C.... ne guérira donc jamais complètement ; il ne sera plus jamais l'homme solide physiquement et moralement qu'il était avant l'accident, et plus jamais il ne sera à même de conduire à bon port la lutte pour l'existence en gagnant sa vie par son travail. Je ne puis donc que répéter ici ce que j'ai dit dans mon rapport, le 25 octobre 1892, qu'il porte une tare indélébile, et que plus jamais il ne sera ce qu'il était auparavant ; je puis le répéter avec la certitude plus absolue que me donnent actuellement seize mois de plus de durée des accidents.

» 13. Cette appréciation est d'accord avec les données fournies par les auteurs qui ont le mieux observé et étudié ces cas.

» Voici en effet comment s'exprime Vibert (1) :

« Si les lésions dont nous venons de parler existent réelle-
» ment, s'il y a bien une méningo-encéphalite avec prédomi-
» nance, soit de l'encéphalite, soit de la méningite, on ne doit
» pas s'attendre à voir la guérison survenir dans ces cas. L'obser-
» vation semble bien montrer, en effet, *que le pronostic est des
» plus mauvais.* Des malades que j'ai observés, l'un est mort au
» bout de longues années, après un enchaînement régulier de
» symptômes ayant leur point de départ dans l'accident qu'il
» avait subi ; un autre est devenu aliéné et s'est suicidé en se
» jetant par une fenêtre ; deux autres étaient, deux ans après
» l'accident, gravement malades et incapables de vaquer à aucune
» occupation. »

» D'autre part, Bouveret s'exprime en ces termes (2) :

« Dans cet ensemble de phénomènes morbides, rien n'est plus

(1) VIBERT. *Études médico-légales sur les blessures produites par les accidents de chemin de fer*, p. 49.
(2) BOUVERET. *De la neurasthénie*, p. 249.

» remarquable que cette aboulie et cette asthénie motrice pro-
» fonde, qui, d'un homme auparavant robuste ou vigoureux,
» font un homme triste, abattu, sans courage, désormais inca-
» pable de reprendre ses occupations professionnelles. *La plupart*
» *des victimes de la neurasthénie traumatique sont perdues pour la*
» *vie sociale.* Ces malheureux traînent pendant des années leur
» lamentable existence, toujours accablés, toujours attristés.
» Quelques-uns finissent par le suicide. »

» 14. Afin d'enrayer autant que possible la marche des accidents et de les faire rétrocéder, des soins médicaux prolongés,
continus et coûteux sont nécessaires. Il convient de ne pas laisser
ces malades manger et boire arbitrairement tout ce qu'ils rencontrent. Ils doivent être soumis à un régime approprié à l'état de
leurs voies digestives, suffisamment nourrissant, mais non exci-
tant. Ils doivent faire usage de médicaments variés selon les
diverses indications qui se présentent dans le cours d'une longue
maladie. Ils doivent respirer un air pur et ne pas se fatiguer.
Parfois le massage ou l'électricité pourront rendre quelques
services. Souvent des bains de natures diverses sont utiles, et
même des cures d'eaux minérales ; ainsi, à la saison, V. C.... se
trouverait à coup sûr bien d'une cure à Chaudfontaine, à Schlan-
genbad, à Néris ou à Kreuznach.

» (Signé) : C.... »

OBSERVATION IX (INÉDITE). AFFAIRE C....

« Nous soussignés, docteurs en médecine à Bruxelles, déclarons avoir examiné avec soin, à deux reprises différentes,
Mlle C...., demeurant à H...., chez son père, l'une des victimes
de l'accident de chemin de fer arrivé à Bruxelles-Nord, le
29 août dernier, et avoir constaté chez elle ce qui suit :

» Jusqu'alors tout à fait bien portante, Mlle C.... a éprouvé au
moment de l'accident une violente secousse qui s'est fait sentir
principalement dans l'abdomen et dans le dos. En même temps
elle a été atteinte d'une fracture du fémur gauche, qui est actuellement consolidée.

» Dès le début, elle a éprouvé des douleurs dans ce membre,
et immédiatement elle en a aussi ressenti dans le membre infé-

rieur droit. Ces douleurs se sont dissipées au bout de trois ou quatre jours, mais elles se sont reproduites quinze jours plus tard. C'étaient des douleurs lancinantes, intenses, siégeant dans les deux membres inférieurs, mais plus marquées à gauche qu'à droite. Vers la même époque, environ vingt jours après l'accident, des douleurs survinrent dans le dos, qui allèrent en augmentant considérablement et qui persistent encore actuellement.

» Depuis dix jours, elle éprouve dans la région sous-ombilicale des douleurs qui s'irradient vers la région lombaire, et depuis la même époque elle urine plus difficilement. Elle urine fréquemment et goutte à goutte, et la miction est accompagnée d'une sensation d'ardeur dans le canal de l'urètre; avant et pendant, il y a augmentation des douleurs abdominales. Elle se plaint aussi de suffocations qui se produisent par accès, principalement quand elle a envie d'uriner. Il y a au niveau de l'épigastre une douleur constrictive en ceinture, lui faisant l'effet d'un étau serré autour du corps.

» Les membres supérieurs sont le siège de fourmillements, mais non de douleurs.

» Environ vingt jours après l'accident, elle a commencé à ressentir une céphalalgie fronto-temporale gravative qui persiste encore, se produisant par moments sous forme d'accès qui durent d'une demi-heure à une demi-journée. Auparavant, elle avait déjà eu quelques douleurs de tête, mais peu marquées.

» Depuis la même époque (vingt jours après l'accident), la vue est devenue trouble. Elle sait lire, mais au bout d'une minute la vue se trouble, les caractères deviennent indistincts, et elle ne peut pas continuer. Les pupilles sont dilatées, égales des deux côtés; elles réagissent bien à la lumière. Le champ visuel ne paraît pas rétréci. Elle distingue parfaitement les couleurs.

» Actuellement, la malade n'éprouve pas de céphalalgie; mais la pression sur les nerfs sus-orbitaires et auriculo-temporaux est douloureuse. La pression sur le sommet de la tête ne l'est pas.

» Elle éprouve, le long du dos et jusqu'à la région cervicale, des douleurs continues avec exacerbation par moments. La pression sur les apophyses épineuses est très douloureuse sur la douzième vertèbre dorsale et sur les vertèbres lombaires; elle l'est légèrement sur les vertèbres dorsales et cervicales jusqu'à l'occiput. Les espaces intercostaux sont douloureux à la pression; ces douleurs s'étendent jusqu'à leur partie antérieure; elles sont plus marquées à gauche qu'à droite.

» L'ouïe, le goût, l'odorat ne présentent rien de particulier.

» La mémoire des faits ordinaires et peu importants paraît être diminuée depuis l'accident.

» Le cœur est normal, le pouls est régulier et bat soixante-douze fois par minute.

» La nuit, il y a insomnie ou sommeil entrecoupé. Toutes les nuits, elle a des rêves ayant trait à l'accident dont elle a été victime.

» Les mouvements du membre inférieur droit paraissent être libres. Au membre inférieur gauche, les mouvements sont considérablement diminués. La position et la longueur de ce membre sont normales; il y a gonflement et empâtement autour de l'articulation coxo fémorale. Elle éprouve des douleurs continues dans ce membre, surtout au genou, à la cuisse et à la hanche, avec lançures de temps en temps. Il y a aussi des douleurs dans le membre inférieur droit, mais moins vives. Quand on pince un pli assez volumineux de la peau, elle éprouve à gauche une simple sensation de contact, tandis qu'à droite elle ressent nettement le pincement. La sensibilité tactile est plus développée à droite qu'à gauche. Quand on touche les deux jambes avec un corps froid et humide, elle perçoit le contact du froid plus distinctement à droite et elle y sent de plus l'humidité, dont l'existence n'est pas perçue à gauche. Dans toutes les parties du membre inférieur, la sensation de piqûre est perçue plus nettement à droite qu'à gauche. Au moyen du compas de Weber, elle n'a à la jambe la sensation de deux pointes qu'à la distance de 7 centimètres à gauche, tandis qu'à droite elle l'a à 4 centimètres.

» Des deux côtés, elle éprouve des douleurs à la pression tout le long du trajet du nerf tibial postérieur et du grand nerf sciatique; mais ces douleurs sont beaucoup plus accentuées à gauche.

» Le réflexe rotulien est aboli à gauche, normal à droite. Le volume du membre inférieur gauche est diminué. La sensibilité est normale aux membres supérieurs et au tronc; à la face, les piqûres sont mieux ressenties à droite qu'à gauche.

» A la suite de l'accident, l'appétit a diminué et les digestions sont devenues plus pénibles; ces phénomènes se sont accrus progressivement et ont atteint leur plus haut degré un mois après l'accident. Il n'y a pas eu de vomissements. Actuellement, les digestions sont lentes et très difficiles, au point que la malade n'ose plus manger après 3 heures de l'après-midi, de peur de ne pas pouvoir digérer.

» Il y a constipation opiniâtre, cédant seulement à l'emploi de moyens artificiels.

» Les règles revenaient régulièrement toutes les quatre semaines avant l'accident ; celui-ci s'est produit quinze jours après la période, et depuis lors elle est restée cinq semaines sans les avoir ; quinze jours plus tard, elle a encore eu une légère perte de sang, puis plus rien.

» Nous remarquons que les phénomènes déterminés par l'accident ne se sont pas tous produits immédiatement après, mais seulement au bout de quelque temps ; ainsi les douleurs du bas-ventre et les difficultés d'uriner se sont déclarées dix jours après l'accident ; les douleurs vives des membres inférieurs, quinze jours après ; les douleurs dorsales, la céphalalgie et le trouble de la vue, seulement au bout de vingt jours. Ces phénomènes résultent donc des conditions nouvelles créées dans l'organisme par la révolution déterminée dans son fonctionnement par la violente secousse qu'il a subie. C'est ce que l'on a généralement constaté dans les cas graves d'accidents de chemin de fer ; on voit ainsi survenir, et parfois à des époques encore plus éloignées de l'événement, des aggravations ou de nouveaux symptômes.

» Quelle est la nature de ces phénomènes ? Il y a évidemment une névrite du grand nerf sciatique et de ses branches des deux côtés, mais beaucoup plus marquée à gauche. La disposition unilatérale du réflexe rotulien et l'affaiblissement de la sensibilité du même côté nous paraissent s'y rattacher. Il y a de plus une méningo-myélite dorso-lombaire, caractérisée par les douleurs rachidiennes, les douleurs en ceinture, les difficultés de la défécation et de la miction. Cette affection se rattache directement à la violente secousse éprouvée dans le dos et a dû être entretenue et aggravée par la névrite. Les troubles de la digestion sont en rapport avec l'altération profonde des fonctions du système nerveux.

» Les moyens de traitement à appliquer dans ce cas sont, à l'intérieur, l'iodure de potassium ; à l'extérieur, les bains salins et l'électricité galvanique. Celle-ci toutefois devra être appliquée avec précaution et par un médecin connaissant bien l'emploi de ce

moyen. A cela, il faut joindre le repos physique et moral, éventuellement les révulsifs cutanés sous forme de pointes de feu ou
de cautérisations à la région du dos, et peut-être plus tard le massage. Tous ces moyens demandent dans leur application la plus
grande prudence et ce traitement sera assurément long et très
coûteux.

» Quelle est la durée probable de cette maladie? Il serait actuellement impossible de le déterminer; la maladie s'est aggravée
pendant un certain temps; nous n'avons jusqu'à présent pu saisir
aucune amélioration; nous ne pouvons pas affirmer que de nouveaux phénomènes ne viendront pas encore se surajouter à ceux
que nous avons observés. L'avenir est par conséquent peu rassurant.

» Nous basant sur ces données et pour autant que nous puissions affirmer quelque chose après le peu de temps pendant lequel
il nous a été donné d'observer Mlle C...., nous devons considérer
comme probable que plus jamais elle ne saura, comme elle l'a
fait précédemment, tenir le ménage de son frère.

» Quant à la question de savoir si elle pourrait continuer à tenir
la comptabilité d'une brasserie, nous ne saurions pas la résoudre
au moyen des éléments que nous possédons actuellement.

» Bruxelles, le 26 novembre 1892.

» *(Signé)* : C.... et R.... »

Observation X (inédite). Affaire D....

Extrait du rapport de MM. Y...., Z.... et F....

« M. D...., âgé de 29 ans, est marié. Il est professeur de gymnastique et n'a jamais été malade, sauf une gastrite dont il souffrit
pendant trois mois. Le 3 février 1889, il se trouvait dans la première voiture du train qui dérailla à Groenendael. Quand l'accident se produisit, il dit avoir perdu connaissance, et lorsque la
conscience lui revint, il se trouva sur un des talus qui bordent la
voie ferrée, sans pouvoir se rendre compte comment il y était
parvenu. A ce moment, ne se sentant pas blessé, il croyait avoir
absolument échappé aux conséquences de la catastrophe. Il put

se rendre à Villers et rentrer le jour même à Ixelles. Il attribua à un malaise passager l'agitation, la contraction et les douleurs généralisées qu'il ressentit ensuite. Mais le lendemain, ne se trouvant pas mieux, il dut faire venir un médecin. Sa situation, loin de s'améliorer, s'aggrava progressivement. Le premier jour, pour la première fois, il fut pris pendant son sommeil de mouvements convulsifs qui le réveillèrent en sursaut. Le lendemain, il s'aperçut qu'il ne pouvait plus écrire. A ce degré d'intensité, ces symptômes durèrent quelques jours, puis s'améliorèrent. Le jour où D.... parut devant nous, quatre mois après l'accident, il se trouvait dans les conditions suivantes :

» La sensibilité est abaissée dans le côté gauche du corps dans toutes ses formes (anesthésie gauche).

» Il existe des paresthésies diverses (sensations anormales), toujours à gauche.

» Les réflexes rotuliens sont conservés, ils sont même exagérés, surtout à droite.

» La différence de sensibilité entre les deux moitiés du corps a été déterminée au moyen de l'esthésiomètre de Burq, dont les deux pointes sont senties à droite à une distance de 6 centimètres tandis qu'à gauche l'écart est de 20 centimètres.

» Une douleur vive se manifestant par des élancements fréquents siège au sommet de la tête. La pression sur la nuque, ainsi qu'au niveau de plusieurs vertèbres, notamment de la septième cervicale, provoque de la douleur ; celle-ci a même en ce point un caractère hystérogène. La pression exercée sur la septième vertèbre cervicale suscite même des spasmes, des frémissements musculaires généralisés, des nervosismes. La sensibilité électrique est diminuée dans la proportion de six à quatre en moyenne du côté gauche pour les quatre points principaux, facial, accessoire de Willis, cubital et péroné.

» L'ouïe paraît normale à droite, mais grandement affaiblie à gauche; le tic-tac de la montre n'est pas perçu à 5 centimètres de l'oreille.

» La vue est moins étendue à gauche où le champ visuel est rétréci. Le fond de l'œil ne présente aucune altération appréciable à l'ophtalmoscope.

» Le goût présente une diminution du côté gauche; l'acide acétique n'y est pas senti.

» L'odorat est également altéré. L'éther est difficilement senti à gauche ; à droite, il provoque un mouvement de recul.

» Quant à la motilité, nous constatons des contractions cloniques des deux côtés du corps, mais surtout à gauche.

» Elles augmentent à la moindre émotion ou au moindre effort ; à l'état de repos, les épaules, spécialement la gauche, sont animées de mouvements convulsifs spasmodiques.

» Le dynamomètre marque à gauche : 60, 135, 140, 160 ; à droite : 125, 110.

» L'émotivité est notablement augmentée, les pleurs sont faciles ainsi que la colère ; l'irritabilité est très grande.

» L'intelligence, qui est restée dans l'inactivité après l'accident, se fatigue rapidement et la mémoire a subi une réelle diminution.

» 24 inspirations ; 120 pulsations.

» Fonctions génitales, intestinales et vésicales normales.

» Il résulte de ce premier examen, ainsi que de ceux qui ont été faits ultérieurement, que M. D... est atteint : 1° d'une diminution considérable de la perception de la sensibilité générale et spéciale dans la moitié gauche du corps ; 2° de parésie et de convulsions cloniques développées surtout du côté gauche et spécialement dans l'épaule où elles affectent la forme d'un tic choréique ; 3° d'un affaiblissement des facultés intellectuelles.

» Dans une dernière entrevue que nous avons eue avec le plaignant il y a quelques jours, nous avons constaté une altération des phénomènes de nervosité en même temps qu'un sentiment d'amélioration générale. Les maux de tête sont également moins forts.

» Nous concluons que les *lésions* observées chez M. D.... *sont dues à une commotion profonde des centres nerveux.* Cette affection remonte sans nul doute au 3 février 1889. Elle ne peut reconnaître d'autre cause que le *choc subi par le demandeur* lors de l'accident de chemin de fer survenu à cette date, et elle le met actuellement hors d'état d'exercer sa profession d'instituteur communal.

» Relativement aux conséquences ultérieures de ces infirmités, attendu qu'aucun symptôme nouveau n'est venu aggraver la situation du plaignant, qu'au contraire une légère amélioration s'est produite et se maintient, nous nous croyons autorisés à admettre la *possibilité* de la guérison.

» Celle-ci, dans tous les cas, exigera un temps fort long avant de permettre à cet homme de retrouver la vigueur physique et morale qu'il possédait auparavant.

» Cet espoir de guérison, nous tenons à le dire, n'est cependant qu'une présomption : dans ce genre d'affections, une observation attentive et prolongée peut seule fixer le pronostic.

» 10 octobre 1889.

» Drs Y..., Z... et F... »

OBSERVATION XI (RÉSUMÉE).

« M. F.... se trouvait dans un wagon qui aurait déraillé ; il fut précipité au bas d'un remblai d'une hauteur de 4 à 5 mètres : il fut atteint de contusions à la région lombaire et de plaies à la tête. Après la guérison des plaies, M. P.... fut pris d'épistaxis fréquemment répétés.

» Immédiatement après l'accident, M. P.... n'a présenté aucun symptôme de commotion cérébrale; ce n'est qu'après plus d'un mois qu'il commença à ressentir des douleurs de tête, se produisant à la suite d'un travail intellectuel; bientôt ces céphalalgies devinrent plus fréquentes, le sommeil fut troublé par des cauchemars ; le malade devint irascible, triste, émotionnable; sa mémoire s'affaiblit, sa faculté d'attention diminua considérablement. Ces troubles intellectuels allèrent en s'aggravant; M. F.... devint incapable de s'occuper de ses affaires; il était emporté, triste et présentait les phénomènes de l'agoraphobie. Il répondait difficilement aux questions qu'on lui posait: il ignorait la date; il devait longtemps réfléchir pour se rappeler son âge.

» L'examen corporel donne les résultats suivants : Il existe sur le cuir chevelu, au niveau de la partie médiane du frontal, une cicatrice linéaire, adhérente à l'os, commençant à la racine des cheveux et s'étendant en arrière sur une longueur de 7 centimètres. Le côté gauche de la tête est très douloureux et le côté gauche de la face est le siège d'une vive hyperesthésie, prononcée surtout au niveau du sourcil. Les pupilles sont égales et mobiles. Les muscles de la face et ceux de la langue sont le siège de tremblements très prononcés quand M. F.... est ému ou qu'il essaie de fixer son attention; les mains présentent également un tremblement très marqué. L'énergie musculaire paraît très notablement amoindrie.

» La langue est chargée d'un enduit blanchâtre. M. F.... n'a pas d'appétit; il est très constipé. Il a cessé de fumer depuis l'accident. Il lui arrive souvent d'éprouver des besoins très fréquents d'uriner. Ses facultés génitales sont abolies.

» Il convient d'ajouter que M. F.... n'a pas d'antécédents héréditaires. Sa mère est en bonne santé ; elle a eu quatorze enfants, dont aucun n'a présenté d'accidents nerveux. Son père est mort à la suite de blessures. Lui-même a eu un seul enfant, mort à 7 ans, d'une fluxion de poitrine.

7

» Il serait très difficile, et d'ailleurs sans utilité réelle au point de vue de l'expertise, de déterminer avec précision à quelle lésion anatomique des centres nerveux correspondent les troubles dont est atteint M. F....

» Il suffit de savoir que ces troubles sont bien la conséquence de l'accident survenu au mois d'août dernier. Or, sur ce point, nous pourrons être tout à fait affirmatifs.

» La nature et la forme des symptômes présentés par le blessé, leur développement graduel et tardif correspondent exactement à ce que l'on voit se produire chez les personnes qui ont été atteintes d'un traumatisme cérébral, spécialement quand ce traumatisme a été le résultat d'un accident de chemin de fer. Il nous est donc permis de ne conserver aucun doute sur la cause de l'état actuel de M. F....

» La gravité de cet état ressort de l'exposé qui vient d'en être fait. Nous ne pensons pas, en nous basant encore sur les données de l'expérience, qu'il soit possible d'espérer pour le blessé une amélioration sérieuse et durable. Il est à craindre, au contraire, que M. F.... n'arrive à un état de démence plus ou moins complet ou que, dans un délai impossible à préciser, la mort ne soit amenée par des accidents cérébraux plus graves encore que ceux existant actuellement. » (VIBERT, obs. XIII, p. 400.)

B. Névroses traumatiques pures, fonctionnelles.

Ce groupe d'affections comprend tous les cas où une lésion organique des centres nerveux peut être écartée. Le traumatisme en lui-même n'a, en général, pas une grande importance; il peut être insignifiant; l'émotion morale, par contre, joue le rôle principal. Aussi peut-on reconnaître le plus souvent chez ces malades l'existence d'une grande frayeur avant, pendant ou immédiatement après l'accident, qui est rarement un accident de chemin de fer, mais plutôt un léger traumatisme accompagné d'une vive frayeur; souvent même le patient peut prévoir le danger.

Immédiatement après l'accident, le blessé perd rarement connaissance; rarement aussi il présente cet état de demi-conscience ou d'inconscience complète si fréquent à la suite des traumatismes avec commotion; toujours il manifeste une grande frayeur; il est pâle, tremblant et n'a souvent pas la force de fuir.

Les névroses peuvent ensuite se montrer soit immédiatement après le traumatisme, soit longtemps après.

Afin de décrire avec ordre les différentes névroses dont un traumatisme peut amener l'éclosion, nous étudierons successivement :

I. — L'hystérie traumatique locale.

II. — L'hystérie traumatique générale.
III. — L'hystérie traumatique locale et générale.
IV. — La neurasthénie traumatique.
V. — L'hystéro-neurasthénie traumatique.
VI. — La chorée traumatique.
VII. — L'épilepsie traumatique.
VIII. — La maladie de Parkinson traumatique.
IX. — Les tics convulsifs, etc., traumatiques.

I. — HYSTÉRIE TRAUMATIQUE LOCALE.

Ce groupe d'affections ne doit comprendre que les cas où il n'existe aucune manifestation générale de l'hystérie, aucun stigmate ; il ne faut y rapporter que ceux où il n'y a que des troubles locaux de la névrose.

L'hystérie locale se développe généralement à l'endroit traumatisé ; à la suite d'un traumatisme, il se produit de l'anesthésie, de l'engourdissement, de l'impotence motrice dans la partie atteinte. Si le cerveau du patient est normal, ces phénomènes se dissipent rapidement, mais si l'on a affaire à un hystérique, ou bien si, au moment du traumatisme, son cerveau est frappé d'une émotion morale vive, ces sensations persistent et deviennent le point de départ d'une auto-suggestion qui s'implante dans le cerveau du patient grâce à l'absence momentanée de ses facultés de contrôle.

Les symptômes principaux de l'hystérie traumatique locale sont : des paralysies flasques, des paralysies avec contractures et des contractures douloureuses ou arthralgies.

1. *Paralysies flasques.* — Les paralysies flasques sont très fréquentes ; elles peuvent atteindre un membre supérieur ou un membre inférieur, suivant la localisation du traumatisme.

Le membre est flasque, inerte, incapable de tout mouvement ; s'il s'agit d'un membre inférieur, la marche est impossible sans appui, la jambe pend et traîne en raclant le sol. S'il s'agit du bras, il pend inerte le long du corps ; il semble, ainsi que le fait remarquer Berbez, que la main soit attirée en bas par un poids très lourd. Les mouvements du thorax entraînent le bras comme une manche vide.

La sensibilité cutanée et profonde est supprimée ; l'anesthésie à la piqûre, au contact, à la température est remarquable par sa localisation ; elle ne procède pas par distribution de nerf, mais par segment.

On peut plier les jointures sans provoquer aucune douleur ; le sens musculaire est aboli, le malade ignore les positions qu'on donne au membre atteint.

Mais la paralysie peut ne frapper qu'une partie de membre ; dans ce cas, l'anesthésie procède encore par segment, elle ne se montre que dans la partie paralysée du membre. Dans toutes ces paralysies hystériques, il y a conservation de l'excitabilité électrique du tissu musculaire et conservation ou exagération des réflexes ; enfin il existe un trouble nutritif des muscles qui en détermine une atrophie appréciable à la mensuration, atrophie qui peut se manifester avec une très grande rapidité. L'observation suivante peut servir de type à ce genre de paralysie traumatique.

OBSERVATION XII. (BERBEZ, obs. II, p. 24.)

Monoplégie hystéro-traumatique du membre supérieur droit.

« P...., âgé de 25 ans, cocher de fiacre. Service de M. le professeur Charcot.

» *Antécédents héréditaires :* Mère morte à 56 ans d'une maladie de foie ; elle était fort nerveuse ; le malade se souvient de l'avoir vue plusieurs fois, à la suite d'une contrariété, être prise d'attaques dans lesquelles elle s'affaissait sur elle-même et perdait connaissance.

» Père, grand buveur d'absinthe, n'a jamais présenté d'accidents nerveux.

» Une sœur est souvent prise d'attaques de nerfs, probablement de nature hystérique.

» Il n'y a pas, paraît-il, d'aliénés dans la famille.

» *Antécédents personnels :* Dans l'enfance, bien qu'il ne fût pas particulièrement nerveux, lorsqu'il se trouvait seul, il avait peur, dit-il, « des voleurs ». A l'âge de 7 ans, il est tombé du haut d'un cinquième étage sur un grillage en fer d'où il a rebondi sur le pavé de la cour ; à partir de ce moment, sa santé s'est notablement affaiblie, et peu après a commencé à se produire la déviation considérable de la colonne vertébrale que nous constatons actuellement.

» A l'âge de 16 ans, le malade entre comme « laveur » à la Compagnie des petites voitures, et peu après il contracte un rhumatisme articulaire aigu qui l'a retenu au lit pendant six semaines. Depuis cette époque, le genou droit se montre de temps en temps douloureux et tuméfié; il est encore aujourd'hui le siège de craquements; à la suite de cette arthrite, d'origine rhumatismale, il s'est produit un certain degré d'atrophie du triceps crural (amyotrophie d'origine articulaire). Le membre inférieur est d'ailleurs notablement plus faible que l'autre et le malade boite légèrement de ce côté; cette faiblesse relative du membre inférieur droit date de près de dix ans; elle n'a aucun rapport avec la maladie actuelle.

» Cette légère infirmité et son apparence chétive n'empêchent pas d'ailleurs le malade de faire, depuis l'âge de 10 ans, le rude métier tantôt de cocher d'omnibus, tantôt de cocher de fiacre.

» Le 24 décembre 1884, le cheval que conduisait le malade s'emporta : celui-ci fut projeté de son siège sur le pavé de la rue; la chute eut lieu sur le côté droit, l'épaule droite ayant, dit-il, porté la première par sa partie postérieure. Pas de perte de connaissance ni même d'émotion très intense. Le malade put se relever, se rendre chez un pharmacien et remonter sur son siège; l'épaule et le bras droit étaient un peu douloureux, mais ne présentaient pas d'ecchymoses; tout au plus y avait-il un peu de gonflement. Les mouvements du membre étaient gênés, mais non abolis, et le malade put conduire son fiacre durant cinq heures encore en tenant les guides de la main gauche.

» Pendant les cinq jours qui suivirent, le malade prit du repos; la douleur et la gêne des mouvements semblaient aller en diminuant. Il espérait pouvoir bientôt reprendre son travail, lorsque, le 30 décembre, six jours après l'accident, ayant dormi paisiblement toute la nuit, il constate à son réveil que son membre supérieur droit était flasque, pendant, inerte, incapable de tout mouvement, à l'exception toutefois des doigts de la main qui, eux, pouvaient encore se remuer un peu. Ayant pratiqué des frictions, le malade remarqua dès ce moment même l'insensibilité de l'épaule, du bras et de l'avant-bras que nous constatons encore aujourd'hui. Il est parfaitement certain qu'il n'exista chez lui, soit au moment de la chute, soit après, aucune trace de perte de conscience, aucun trouble intellectuel d'une nature quelconque, aucune sorte d'aphasie ou d'embarras de la parole, aucune déviation de la bouche ou de la langue, aucun degré de paralysie dans le membre inférieur droit; il s'agissait donc là d'une monoplégie brachiale, avec anesthésie, dans l'acception la plus rigoureuse du terme.

» Le 8 janvier 1885, le malade se rend à l'hôpital Tenon, dans le service de M. Troisier, qui constate à son tour, neuf jours après le début de la paralysie, tous les faits que nous signalons actuellement d'après le récit du malade.

» Aujourd'hui, 1er mai, quatre mois après le début de la monoplégie, les choses sont encore dans le même état; nous retrouvons le malade exactement dans les conditions où il était lorsque, il y a quatre mois, il a été présenté à la Société médicale des hôpitaux.

» A. *Impuissance motrice*. — Le malade ne peut imprimer aucun mouvement volontaire soit aux muscles élévateurs de l'épaule, soit à l'épaule elle-même, qui est tombante, soit aux muscles du bras ou de l'avant-bras. Seuls, les doigts de la main peuvent être mis en mouvement volontairement, et encore ces mouvements sont-ils faibles, très faibles, au point de ne pouvoir pas s'accuser au dynamomètre.

» Remarquons l'état de résolution, de flaccidité absolue du membre. Il pend le long du tronc comme un corps inerte et retombe lourdement quand, après l'avoir soulevé, on l'abandonne à lui-même ; le malade est obligé de le porter en écharpe pour éviter les chocs et les coups auxquels il serait, autrement, à chaque instant exposé. Il n'existe pas la moindre trace de rigidité ni de contracture. Cela rappelle la flaccidité de la monoplégie dans la *paralysie infantiles pinale*. Mais ici les réflexes tendineux, au coude et au poignet, sont conservés, peut-être même un peu exagérés, tandis qu'il en est tout autrement dans cette forme de paralysie spinale. D'ailleurs, et c'est là un caractère distinctif absolu, bien que la paralysie soit établie depuis quatre mois, il n'y a pas cependant le moindre vestige d'atrophie ou de diminution de consistance des muscles paralysés. La mensuration donne au bras droit 23 centimètres ; à l'avant-bras gauche, 22 centimètres.

» *B.* Il existe aussi sur ce membre, en outre de la paralysie du mouvement, des troubles profonds de la sensibilité. La sensibilité au contact, à la douleur, au froid est abolie complètement, absolument, et cette anesthésie cutanée, qui occupe d'ailleurs exclusivement les parties du membre où il y a impuissance motrice, se limite du côté des parties voisines restées sensibles par des lignes qui offrent une disposition singulière, et surtout du côté de la main, bien peu en rapport avec le mode de distribution anatomique des nerfs cutanés du membre supérieur.

» Sur le dos de la main, la limite de l'anesthésie est marquée, du côté des doigts, par une ligne perpendiculaire au grand axe du membre, située à quelques centimètres au-dessus de la série des articulations métacarpo-phalangiennes, tandis qu'à la face palmaire, cette limite est représentée par une ligne parallèle au pli du poignet et située au-dessous de ce pli, à 1 centimètre environ.

» L'insensibilité, d'ailleurs, n'est pas limitée à la peau : elle s'étend aux parties profondes ; c'est ainsi que la faradisation, même énergique, soit des muscles, soit des troncs nerveux, alors qu'elle provoque cependant de fortes contractions musculaires, n'est pas sentie.

» Les mouvements de torsion, d'arrachement imprimés à l'épaule, au coude, au poignet, n'occasionnent également aucune sensation, quelque violents qu'ils soient. Au contraire, à la paume de la main, sur une partie de la face dorsale de celle-ci, et sur toute l'étendue des doigts, les divers modes de la sensibilité cutanée et profonde sont conservés, du moins en grande partie.

» Il y a de plus, dans le membre, les doigts toujours exceptés, une perte absolue des notions qui se rattachent à ce qu'on est convenu d'appeler sens musculaire. Pour se rendre compte de ces faits, il suffit de fermer les yeux du malade et de lui enjoindre de chercher son avant-bras tenu écarté du tronc, et de le saisir à l'aide de sa main gauche. Il tâtonne d'abord dans le vide, plus ou moins loin du but, et lorsqu'il est tombé presque par hasard sur un point quelconque du membre, de préférence la racine, il parcourt avec sa main tout le bras pour descendre ainsi jusqu'au point qu'on lui a ordonné de toucher. Il ne sait point dire non plus, quand il a les yeux fermés, si l'on meut son poignet, son coude ou son épaule. Au contraire, dans ces mêmes conditions, il reconnaît très bien, lorsque l'on pratique la même manœuvre sur les doigts, quel est celui d'entre eux auquel on imprime des mouvements passifs. Le malade a perdu également la notion du poids des objets placés dans la paume de sa main; lorsqu'il ne les regarde pas, il ne saurait distinguer, sans s'aider du palper, une pièce de 5 francs d'une pièce de 10 centimes : elles lui paraissent toutes deux également légères.

» En résumé, impuissance motrice absolue des muscles de l'épaule, du bras et de l'avant-bras, avec perte complète de la sensibilité de la peau, des muscles, des nerfs, des tendons, des capsules articulaires, etc.; perte absolue des notions relatives au sens musculaire dans toutes les parties qui correspondent à la paralysie motrice; absence complète de rigidité des parties privées du mouvement, avec conservation du relief des muscles et légère exagération des réflexes tendineux. Voilà les points les plus saillants que nous ayons relevés jusqu'ici.

» Mais il importe de signaler encore ce fait très remarquable et très significatif dans l'espèce, que les muscles pas plus que la peau ne présentent aucune marque de troubles trophiques, bien que la monoplégie date de plus de quatre mois déjà. Il n'existe pas d'amaigrissement du membre : les muscles, soumis à un examen méthodique, n'ont présenté aucune modification des réactions électriques, soit faradiques, soit galvaniques : pas le moindre soupçon de réaction de dégénérescence.

» D'un autre côté, pas de teinte livide ou violacée de la peau, pas d'œdème; seulement, il existe peut-être sur le membre malade un très léger abaissement de la température. Ainsi, la température axillaire étant des deux côtés de 36°,9, celle du membre sain, étudiée à l'aide du thermomètre à surface placé sur la face antérieure de l'avant-bras, s'élève à 32°,8, tandis que celle du membre paralysé, sur le point correspondant, n'est que de 32°,4, c'est-à-dire inférieure de quatre dixièmes de degré environ. »

2. *Paralysies avec contractures.* — Cette forme de paralysie est moins fréquente que la précédente. L'attitude du membre varie suivant que ce sont les extenseurs ou les fléchisseurs qui sont contracturés; le plus souvent cependant, c'est la flexion que l'on observe.

Lorsque le membre supérieur est atteint, le bras est serré contre la poitrine, l'avant-bras est fléchi à angle obtus sur le bras, les doigts et quelquefois le poignet sont dans la flexion.

Au membre inférieur, le pied est fléchi sur la jambe, sa pointe est inclinée en dedans, l'astragale et la malléole externe sont saillants, les orteils sont fléchis; quelquefois le genou est en flexion.

Les mouvements volontaires sont nuls, ou à peu près.

La sensibilité cutanée et profonde est abolie dans la partie contracturée.

Comme pour les paralysies flasques, l'excitabilité électrique des muscles est intacte, les réflexes sont conservés (à condition que la contracture permette leur manifestation), l'atrophie musculaire peut se montrer rapidement.

Voici une observation qui peut servir à la description des paralysies hystériques locales avec contractures.

OBSERVATION XIII. (BERBEZ, obs. IX, p. 52.)

Contracture hystérique.

« X...., forgeron. 34 ans, père de quatre enfants, assez robuste, sans aucun attribut de féminisme. Actuellement, on n'a trouvé chez lui aucun antécédent héréditaire ou personnel d'ordre névropathique, aucune émotion morale qui puisse être invoquée comme cause de la maladie actuelle, rien, si ce n'est une influence traumatique. une brûlure. Le 26 juin dernier, une barre de fer rougie à blanc avait touché son avant-bras et sa main gauches. La brûlure, quoique peu profonde, mit six semaines à guérir; et aujourd'hui il reste une plaque rouge violacé de 3 à 4 centimètres de large, sur 10 à 12 de hauteur. occupant la partie inférieure de l'avant-bras et le dos de la main. L'accident n'a pas causé trop d'émotion. parait-il. D'autre part, la contracture n'a pas suivi immédiatement l'action traumatique; elle ne s'est développée. chose remarquable, que d'une manière graduelle; et dans l'histoire de la contracture hystérique à cause traumatique, c'est là une circonstance. exceptionnelle. Quelques jours après l'accident, dit-il, son bras était lourd. ses doigts difficiles à remuer, comme engourdis; mais, pour ce qui est de la contracture, c'est sans intervention d'une cause nouvelle qu'elle s'est produite, seulement sept semaines après.

» C'est le 15 août qu'il sentit des douleurs dans le bras; il ne dormit pas, et le lendemain, sa main présentait l'attitude caractéristique de la griffe interosseuse; le pouce était libre. Puis, le lendemain, la flexion des doigts existait; enfin, le pouce s'applique à son tour contre les autres doigts Et dans ces divers temps, on voit se produire successivement la flexion du poignet et la pronation de l'avant-bras.

» Cette contracture est tellement prononcée, qu'elle résiste à toute tentative de réduction, et depuis trois mois, elle n'a pas cessé d'exister, non seulement le jour, mais encore pendant la nuit.

» L'épaule et le bras sont libres; l'avant-bras est plutôt dans la pronation. La main est fléchie sur l'avant-bras; les quatre doigts sont fléchis de telle façon que les ongles s'impriment dans la paume de la main. Les doigts sont énergiquement serrés les uns contre les autres, et le pouce lui-même est fortement appliqué contre la face externe de la deuxième phalange de l'index.

» Ici, l'analyse physiologique la plus simple montre que, pour déterminer cette attitude, c'est le nerf médian qui est surtout en jeu; il anime, en effet, les fléchisseurs superficiels et profonds. Mais le cubital est aussi en action : l'adduction des doigts montre l'intervention des interosseux. Ajoutons que les extenseurs sont aussi en jeu comme dans toute contracture spasmodique.

» C'est ici le lieu de rappeler une ingénieuse remarque de Duchenne. On sait qu'à la main, les extenseurs des doigts et ceux de la main tout entière sont, pour ainsi dire, dans une sorte d'antagonisme; si on étend la main autant que possible, et si on essaie alors d'étendre les doigts, ceux-ci se fléchissent légèrement; c'est que l'extension de la main a pour effet de raccourcir les extenseurs des doigts et par conséquent de les placer dans une situation peu favorable à leur action, tandis qu'au contraire les fléchisseurs des doigts distendus sont mis à même d'agir. Au contraire, et pour une raison analogue, si vous fléchissez la main, les doigts peuvent être facilement amenés à une complète extension.

» Si on considère maintenant l'action combinée des fléchisseurs de la main et de ceux des doigts, il y a là aussi une sorte d'antagonisme. Ainsi, pour fléchir fortement les doigts et fermer le poing, comme dans la menace, la main est étendue, l'action des extenseurs favorise celle de fléchisseurs. Si, au contraire, le poing étant fortement fermé, vous fléchissez énergiquement le poignet, alors vous remarquez que la flexion des doigts se relâche et que ceux-ci ont une tendance très marquée à s'étendre; on ne peut les maintenir fléchis dans cette attitude de la main qu'au prix des plus grands efforts. Et ceci est un fait bien de nature à écarter l'idée d'une simulation; il est douteux qu'une personne puisse, pendant plusieurs heures, et à plus forte raison pendant plusieurs jours, maintenir sans hésitation et sans défaillance l'attitude vraiment pathologique décrite plus haut. Il est certain, en tous cas, qu'on ne saurait imaginer un homme capable de la maintenir pendant un sommeil profond. Or, chez X.. .., cette attitude s'est conservée pendant le sommeil. M. Debove s'en était assuré, et on s'en est assuré ici encore, à plusieurs reprises.

» On voit donc bien qu'il s'agit là d'une attitude pathologique parfaitement légitime et non d'une attitude simulée; d'un symptôme vrai et non d'un symptôme imaginaire, artificiellement provoqué par l'intervention volontaire du malade. Il reste à établir que c'est bien l'hystérie qui est en jeu. On a déjà vu qu'il s'agit d'une forme fruste de la névrose; il n'y a pas eu d'attaque, il n'y a ni antécédent ni aucune modification physique à signaler. Mais, si nous nous reportons à l'observation qui a été faite par M. Debove le 1er octobre, et à celle qui a été faite par nous une semaine plus tard, nous trouverons ce qui suit : 1° une hémianesthésie gauche ; la piqûre ne produit pas de douleur, mais une simple sensation de contact ; le froid est moins bien perçu dans toute la moitié gauche du corps ; 2° une obnubilation très marquée du goût, de l'ouïe, de l'odorat, également du côté gauche. Nous avons procédé à une mensuration régulière du champ visuel : des deux côtés, il est rétréci, mais surtout à gauche ; le champ visuel pour les couleurs est rétréci en proportion, mais les cercles concentriques qui représentent le champ pour chaque couleur ont conservé leurs relations et leurs proportions réciproques ; il n'y a pas de transposition, pas d'achromatopsie, pas de dyschromatopsie ; 3° toute trace de zone hystérogène fait défaut. Quoi qu'il en soit, en l'absence de toute circonstance capable d'être rattachée à l'existence d'une lésion capsulaire en foyer, du saturnisme, de l'alcoolisme, et en raison de la présence d'une contracture, d'une déformation de la main, qui, considérée en elle-même, porte déjà la marque suffisante de l'origine hystérique, il y a lieu de conclure que chez notre malade tous les phénomènes soumis à l'observation appartiennent, comme on le voit, à l'hystérie, rien qu'à l'hystérie.

» Tel était l'état du malade le 7 octobre : depuis lors, sous l'influence d'une intervention, il s'est légèrement modifié. Un aimant a été appliqué du côté de la contracture, la sensibilité est revenue sans transport au membre supérieur droit, au tronc, à la tête, au bras, mais non à la main et au poignet. Sur ces entrefaites, le malade est sorti, craignant d'être guéri trop vite ; pour des raisons spéciales, il est rentré ces jours-ci ; on a fait une nouvelle application de l'aimant qui a amené cette fois la disparition de l'insensibilité de la main et a provoqué un engourdissement et un commencement de rigidité de la main du côté opposé.

» Aujourd'hui la contracture persiste seule, l'hémianesthésie a complètement disparu ; il existe seulement dans la partie contracturée un sentiment de crampe pénible qui trouble quelquefois le sommeil du malade

» Il s'agit donc maintenant d'un cas fruste par excellence, mais d'un cas dont la nature hystérique ne saurait plus actuellement faire l'ombre d'un doute. »

3. *Contractures douloureuses ou arthralgies.* — Lorsque les contractures s'accompagnent de douleurs, on a affaire aux arthralgies.

Ces arthralgies simulent une lésion organique de l'articulation ; le plus souvent elles se montrent à la hanche.

La douleur est spontanée, elle s'irradie vers le genou ; elle est exaspérée par le mouvement de l'articulation ; la peau est souvent hyperesthésiée.

Le membre semble raccourci ; dans la station debout, le malade est penché sur le côté atteint, le pied ne repose sur le sol que par la pointe. L'épine iliaque est élevée, la fesse est aplatie, le pli fessier est déformé; la colonne vertébrale est incurvée vers le côté sain.

Notre observation VII se rapporte à ce genre d'hystérie locale. Voici encore un cas analogue :

OBSERVATION XIV. (Berbez, obs. XV, p. 63.)

Contracture traumatique douloureuse du membre inférieur gauche.
Service de M. Charcot.

« C...., 45 ans, scieur de long.

» *Antécédents héréditaires :* Père bien portant. Mère morte à 75 ans, bonne santé habituelle.

» Trois frères et une sœur, sept enfants tous vivants et bien portants.

» *Antécédents personnels :* Nie toute espèce de maladie.

» Pas d'alcoolisme. Pas de maladie vénérienne. Le 12 mai 1883, une machine fit sauter le plancher sur lequel il se trouvait; il fut projeté à 5 mètres en l'air et retomba assis; son pied gauche porta sur la bielle qui se trouvait sous le plancher : pas de perte de connaissance, pas de fracture ni de luxation, une simple ecchymose à la plante du pied gauche; il put se relever et faire en boitant une dizaine de pas. Le pied contusionné fut plongé dans une solution d'eau blanche et dès que le malade voulut le poser à terre, il éprouva une vive douleur dans tout le membre inférieur. C.... resta quatre mois sans pouvoir marcher autrement qu'avec des béquilles.

» Pendant huit mois, le pied resta gonflé.

» Le gonflement avait à peine cessé, quand survint la raideur qui alla croissant.

» Actuellement, la douleur qui s'est installée le premier jour n'a pas cessé depuis ce moment; elle part de la pointe du pied et remonte jusqu'à la hanche. Elle est continue et exaspérée par les mouvements.

» Membre inférieur gauche contracturé dans l'extension; mouvements de flexion très limités : les orteils eux-mêmes sont le siège d'une grande raideur. Le réflexe patellaire est aboli à gauche.

» Lorsque le malade est assis, la jambe gauche reste étendue, ne posant pas à terre, et le talon élevé à 10 centimètres au-dessus du sol.

» La main gauche se cramponne au dossier de la chaise de façon à immobiliser le tronc sans qu'il se produise aucun mouvement dans la hanche.

» Dans cette position, la jambe est raide et les muscles sont contracturés, surtout ceux de la cuisse; la jambe gauche est toujours un peu froide et violacée. Pas d'atrophie. Le malade veut-il se lever, il est forcé de s'aider de ses bras et de sa jambe droite.

» Dans la station debout, tout le corps porte sur la jambe droite. Le malade debout, vu par derrière, présente une déviation considérable du bassin. La moitié gauche de celui-ci est beaucoup plus élevée que la droite. La fesse droite est fortement contracturée.

» Pli fessier très marqué à gauche et, au-dessous, un second pli qui n'existe pas de l'autre côté. La jambe ainsi que la cuisse se trouvent presque verticales, mais un peu portées en avant, et le talon gauche se trouve à environ 10 centimètres au-dessus du talon droit.

» L'écartement est de 2 ¹/₂ centimètres entre les deux pieds.

» Le bassin, vu par devant, offre la même obliquité que vu par derrière

» La mensuration des deux membres inférieurs donne le même chiffre. Le raccourcissement n'est donc qu'apparent.

» La jambe gauche ne se fléchit qu'à 135°; ce mouvement s'accompagne de douleurs dans l'articulation du genou. La cuisse gauche ne se fléchit qu'à angle droit sur le bassin. Douleur dans l'articulation de la hanche et pendant ce mouvement.

» L'abduction à gauche n'est possible que jusqu'à ce que la cuisse fasse avec son axe un angle de 45°. Au delà, le mouvement est très pénible. L'abduction est également douloureuse; si l'on maintient avec une main l'os iliaque en tirant sur le membre inférieur suivant son axe, le malade se plaint de souffrir dans la hanche.

» *Marche* : Le malade s'appuie bien moins sur le pied gauche que sur le droit ; il est obligé de s'aider d'une canne qu'il porte à gauche pour suppléer sa jambe.

» Le genou gauche ne plie pas. Dynamomètre : main droite, 73; main gauche, 55.

» *Sensibilité à gauche* : Anesthésie cutanée à la piqûre et au froid. L'application de glace sur la peau ne détermine pas le phénomène de la chair de poule. Points et zones hystérogènes.

» *Organes des sens.* — *Œil :* Macropsie des deux côtés, diplopie monoculaire, pas de polyopie.

» *Oreille :* Le bruit d'une montre entendu à une distance de 10 centimètres à gauche, 20 centimètres à droite.

» *Odorat :* normal.

» *Goût :* aboli à gauche.

» *Mensurations :* le 23 octobre 1885.

» Tiers moyen. Mollet gauche : 31 ¹/₂ centimètres; droit : 33 centimètres.

» Tiers inférieur gauche : 28 ¹/₂ ; droit : 29.

» Tour de la cuisse, à 10 centimètres au-dessus du bord supérieur de la rotule gauche : 38 ¹/₂ centimètres; droite : 39 ³/₄ centimètres.

» 31 octobre 1885 : De l'épine iliaque antéro-supérieure à la malléole interne gauche : 85 centimètres; droite : 84 centimètres.

» De la malléole interne au milieu de la ligne interépineuse gauche : 78 centimètres; droite : 81 centimètres.

» Pli de la flexion de la cuisse gauche à 3 centimètres au-dessous de l'épine iliaque; droite : à ¹/₃ de centimètre au-dessous de l'épine iliaque.

» Distance du mamelon à l'épine iliaque antéro-supérieure gauche : 23^{cm},5 ; droite : 26^{cm},5.

» Légère ensellure peu marquée dans le décubitus.

» Distance du sommet du grand trochanter à l'épine iliaque gauche : 8 centimètres ; droite : 11^{cm},5.

» Dans la station debout, le membre est en abduction, d'où élévation et rotation en arrière de l'épine iliaque antérieure gauche.

» Notons, enfin, deux replis extrêmement marqués de la peau entre le bassin et le rebord des côtes.

» 28 octobre 1885 : Anesthésie du pharynx.

» 30 octobre 1885 : Perte de l'odorat conservé jusque-là pour la narine gauche.

» 27 novembre 1885 : On chloroforme C.... Dès qu'il est endormi, la résolution est complète et l'on détermine facilement l'adduction, la flexion et l'abduction.

» L'anesthésie est absolue. Dix minutes après la suspension du chloroforme, C ... commence à ouvrir les yeux, mais les mouvements de la hanche et la pression sur le trochanter ne provoquent aucune douleur ; le pincement de la peau dans la région de l'aine est pénible Quoi qu'on tente pour persuader C.... de sa guérison en lui montrant la liberté avec laquelle se font les mouvements les plus étendus de sa cuisse gauche, le malade commence bientôt à se plaindre d'une douleur dans la hanche et le genou ; après le réveil, la coxalgie s'est reproduite telle qu'elle était auparavant, avec contracture, douleur et anesthésie. »

II. — HYSTÉRIE TRAUMATIQUE GÉNÉRALE.

Notre observation VI est un type d'hystérie traumatique générale ; dans ce groupe d'affections, il n'existe que des manifestations générales de l'hystérie, sans localisation particulière.

Les troubles nerveux sont alors ceux de l'hystérie ordinaire avec ses stigmates psychiques, somatiques, permanents ou accidentels.

On peut observer des anesthésies diverses, des hémi-anesthésies, des anesthésies musculaires, segmentaires, des troubles des organes des sens, tels que surdité, rétrécissement du champ visuel, dyschromatopsie, achromatopsie, amaurose.

On peut rencontrer aussi des hyperesthésies, des zones hystérogènes, des amyosthénies.

Les troubles mentaux sont ceux de l'hystérie vulgaire ; ce sont des amnésies, des aboulies, des troubles du caractère.

Les accidents sont : les attaques d'hystérie plus ou moins fortes, la folie et le somnambulisme hystérique.

On peut encore observer des quadriplégies, des paraplégies, des hémiplégies et même des monoplégies, mais, dans ce dernier cas, la paralysie n'a aucun rapport avec la localisation du trauma, tandis que dans l'hystérie traumatique locale, la monoplégie se montre dans le membre traumatisé. La même remarque est applicable aux arthralgies qui peuvent se montrer au cours d'une hystérie générale.

Enfin, il peut y avoir de l'astasie abasie, du spasme saltatoire, de la chorée et des tremblements hystériques, des névralgies, des troubles trophiques et vaso-moteurs, de l'aphonie, de la toux hystérique, de la dysphagie, des vomissements, du vaginisme, de la fièvre hystérique.

Je n'ai pas cru devoir insister sur la description symptomatologique de l'hystérie traumatique générale, parce que cette affection est en tout semblable à l'hystérie vulgaire, développée sous l'influence d'une cause occasionnelle quelconque.

OBSERVATION XV (INÉDITE ET PERSONNELLE).

Mlle D.... me fut adressée en novembre 1894 par M. le professeur S....; elle était atteinte depuis 1889 de troubles hystériques variés dont je donnerai plus loin la description.

L'hérédité de cette jeune fille dénote une prédisposition névropathique notable : sa mère, qui est vivante, est très nerveuse, son père est mort d'albuminurie, son oncle est ataxique.

Comme antécédents personnels, Mlle D.... n'accuse qu'une gastro-entérite. Jamais, avant 1889, elle n'avait ressenti aucun trouble nerveux.

Le 7 septembre 1889, cette jeune fille se trouvait avec sa mère au port d'Anvers; tout à coup, ces deux dames ressentirent une violente commotion et se retrouvèrent, SANS SAVOIR COMMENT, à plus de 10 mètres de l'endroit où elles se trouvaient avant l'accident. Elles ne se rendirent pas compte dans le moment de ce qui était arrivé; elles virent plusieurs personnes renversées, des carreaux cassés, une fumée très forte. Leur frayeur fut grande; elles crurent que leur dernier moment était arrivé. Elles ne portaient aucune blessure; aussi purent-elles s'enfuir jusque chez elles.

Elles apprirent alors que l'accident qui les avait si violemment commotionnées était l'explosion de la cartoucherie Corvilain.

A partir de cette époque, Mlle D.... devint excessivement nerveuse; elle était effrayée pour un rien, elle sursautait au moindre bruit et son caractère, gai autrefois, devint triste au point qu'elle ne cessait presque pas de pleurer. Cette période prodromique s'accentua insensiblement et environ six mois après l'explosion, la malade présenta son premier accès d'hystérie.

Depuis lors, les attaques se succédèrent à de courts intervalles; elle en eut bientôt plusieurs par jour; puis se montrèrent des vertiges, des malaises nerveux indéfinissables qui n'étaient en somme que des crises moins fortes.

A certains moments encore, Mlle D.... se mettait à courir follement, renversant tout ce qui se trouvait sur son chemin. Se trouvait-elle dans un tram avec sa mère, tout à coup elle se levait et ne pouvait s'empêcher de courir en rond pendant dix à vingt secondes.

Cet état fut traité énergiquement par plusieurs médecins; l'un de ces derniers lui administra les bromures pendant une période de temps très longue (deux ans, je crois). Sous l'influence de ce traitement, la malade présenta une certaine amélioration, mais sa mémoire s'affaiblit et ses facultés intellectuelles diminuèrent sensiblement; d'ailleurs, les manifestations morbides reparurent bientôt aussi fortes et aussi fréquentes qu'au début.

C'est alors que Mlle D.... s'adressa à M. le professeur S.... qui me la confia. L'examen que je fis alors confirma le diagnostic qu'avait posé M. le professeur S.... Il s'agissait bien d'une hystérie convulsive. Certains signes, il est vrai, auraient pu faire penser à l'épilepsie; ainsi, il arrivait que la malade se mordait la langue pendant ses attaques. Mais c'était là une rare exception : la plupart du temps les morsures n'existaient pas. Mlle D.... prévoyait parfaitement ses accès, elle les sentait arriver; elle ne poussait pas de cri; elle présentait quelques plaques d'anesthésie disséminées sur tout le corps, et ses champs visuels étaient notablement rétrécis.

Toutes les méthodes thérapeutiques applicables à l'hystérie ayant été employées sans résultat bien marqué, je soumis Mlle D....

au traitement psycho-thérapique. J'hypnotisai la malade, mais je n'obtins au début qu'un sommeil assez superficiel; l'amélioration se manifesta rapidement; les crises, les vertiges, les envies de courir diminuèrent considérablement. Au bout d'un mois et demi, j'obtins le somnambulisme profond et l'amélioration s'accentua plus encore : les troubles nerveux ne se représentèrent plus pendant quinze jours, ce qui n'était jamais arrivé depuis 1889. Alors, l'époque des règles étant arrivée, la malade eut encore quelques petites crises et quelques légers vertiges qui disparurent d'ailleurs aussitôt après l'époque menstruelle. J'espère que la maladie continuera à s'améliorer par la suite.

III. — Hystérie traumatique locale et générale.

L'hystérie traumatique locale et générale n'est que la combinaison de l'hystérie locale et de l'hystérie générale : aux symptômes locaux de la première s'ajoutent les symptômes généraux de la seconde.

Nous ne pouvons nous attarder à décrire ces cas qui sont assez nombreux, mais dont les manifestations ne sont qu'un mélange des symptômes de l'hystérie locale et de l'hystérie générale.

Contentons-nous de faire remarquer que dans ces cas, les paralysies et les contractures ont pour siège les parties traumatisées, tandis que, dans l'hystérie générale, les phénomènes locaux se produisent indistinctement partout.

Voici une observation d'hystérie traumatique locale et générale :

Observation XVI. (Berbez, obs. VI, p. 36.)

Monoplégie hystéro-traumatique du membre supérieur gauche.

« Cab...., âgé de 21 ans, israélite, entre le 16 février 1886 dans le service de M. Charcot, à la Salpêtrière.

» *Antécédents héréditaires :* Côté paternel : rien de particulier à signaler au point de vue des affections nerveuses. Côté maternel : de ce côté, tous ses parents se distinguent par un caractère très violent. Mère a été enfermée pendant quelque temps dans un asile pour aliénation mentale; elle était sujette à des accès de colère violents, à la suite desquels survenaient des hématémèses et des névralgies faciales. Père de la mère mort en vingt-quatre heures à la suite d'une attaque d'apoplexie. Sœur du malade morte à la suite de convulsions, à l'âge de 4 ½ ans.

» *Antécédents personnels :* Le malade est sujet, depuis son enfance, à de violents accès de colère qui sont suivis, comme chez sa mère, d'hémorragies ; il sent le besoin de vomir et il rend du sang par la bouche et le nez. Son caractère a toujours été très mobile. Il fait des études classiques au Collège de Liége et il va jusqu'en rhétorique. A cette époque, il a alors 16 ¼ ans, il devient éperdûment amoureux, il veut se marier ; mais, ne pouvant y parvenir, il ressent un très vif chagrin, et sans savoir pourquoi, il quitte brusquement Liége et vient à Paris.

» Il reste huit jours à Paris et s'engage dans la Légion étrangère ; cela se passe en 1882. Il reste un an en Afrique ; à la fin de 1883, on l'envoie au Tonkin. Au bout de six mois, il est pris d'une fièvre intermittente qui dure trois mois. Vers cette époque, c'est-à-dire vers le milieu de 1884, il reçoit à la tempe gauche une blessure qui paraît avoir été superficielle, et dont il reste encore une cicatrice déprimée, de l'étendue d'une pièce de cinquante centimes, douloureuse à une pression même légère.

» A la suite de cette blessure, il est tombé sans connaissance sur le champ de bataille ; il est resté vingt-quatre heures sans connaissance et pendant quatre jours il a eu du délire ; il est resté une quinzaine de jours à l'infirmerie pour cette blessure ; pendant vingt jours, il a eu une chute de la paupière gauche. Depuis cette époque, sa mémoire a diminué, son sommeil est devenu agité et il a éprouvé des douleurs de tête assez fortes, limitées au côté gauche, qui ont persisté avec la même intensité jusqu'au mois de septembre 1885. A ce moment, le malade a quitté le Tonkin. Renvoyé de là pour cause de faiblesse, il est retourné à Oran, où sa santé s'est améliorée ; les maux de tête ont diminué d'intensité.

» Notons, avant d'aller plus loin, que le malade n'est ni syphilitique ni alcoolique.

» Le 28 décembre 1885, le malade va se promener en ville ; il se sent très bien et n'éprouve pas, ce jour-là, de céphalalgie ni aucun trouble d'aucune sorte, quand, tout à coup, sans avoir éprouvé préalablement aucune sensation de vertige, sans avoir senti aucun phénomène précurseur quelconque, il perd connaissance et tombe sur le côté droit (ce sont ses camarades qui lui ont donné ce renseignement). Le jour suivant, à 6 heures du matin, il revient à lui ; il lui semble simplement qu'il sort d'un profond sommeil : il ne se souvient aucunement de ce qui s'est passé la veille et il est très étonné de se trouver à l'hôpital. En voulant s'habiller, il s'aperçoit qu'il ne peut plus du tout remuer le membre supérieur gauche. Le médecin l'examine à la visite du matin. Le membre supérieur gauche pendait le long du corps ; il était raide, les doigts dans l'extension ; tout mouvement était impossible ; la sensibilité à la piqûre avait complètement disparu ; avec la machine à induction, il a senti un peu de douleur ; mais le jour suivant il ne sentait plus du tout le passage du courant électrique. Il avait sur le bras plusieurs plaques rouges que le médecin a qualifiées, dit le malade, de « vaso-motrices ». Le malade a eu depuis de fréquentes attaques; celles-ci n'ont pas toujours eu les mêmes caractères; les médecins ont distingué chez lui, dit-il, cinq variétés d'attaques; quelques-unes d'entre elles ressemblaient, d'après les renseignements qu'il nous donne, à celles qu'il a eues à la Salpêtrière; nous en indiquerons plus loin les caractères.

» L'attitude du membre supérieur a subi depuis le début quelques modifications. Les doigts, qui étaient au début dans l'extension, se fléchissaient parfois et pendant plusieurs jours, les ongles s'enfonçaient dans la paume de la main, puis les doigts s'étendaient de nouveau; d'autre part, le membre était tantôt flasque, tantôt contracturé. Sept jours après le début de sa paralysie, le médecin lui a appliqué sur la tempe gauche et sur la région antéro-interne du bras gauche, des plaques de zinc, et sur la partie antéro-externe du bras une plaque d'argent. Au bout de vingt-trois heures, il y a eu un transfert de la sensibilité qui a duré neuf heures. Vers la même époque, c'est-à-dire une semaine environ après le début de la paralysie, le membre supérieur a commencé à s'atrophier (le malade affirme que les deux côtés du corps avaient été jusque-là semblables, et même que le côté gauche était plus fort, car il est gaucher), et cette atrophie a été en s'accentuant rapidement; elle a été suivie par le médecin, au moyen de mensurations. Le malade remarqua encore, à cette époque, que le membre inférieur gauche, qui jusque-là avait conservé toute sa force, commençait à faiblir. Le 6 janvier, à la suite d'une attaque, le malade est resté aphone pendant trois jours; l'aphonie a disparu à la suite d'un accès de colère. Il a eu aussi, pendant six jours, de la rétention d'urine qui a nécessité le cathétérisme.

» Voici ce que l'on remarque actuellement chez lui, en l'examinant d'une façon méthodique :

» Le membre supérieur gauche est complètement paralysé; les mouvements de l'épaule, du coude, du poignet et des doigts sont absolument impossibles. Le bras pend inerte et flasque le long du corps, les doigts sont dans l'extension et ils présentent un peu de raideur. Le membre supérieur gauche est beaucoup plus grêle que le droit; la différence est frappante, sans même qu'il soit besoin de recourir à la mensuration, et on la constate facilement, quelle que soit la situation dans laquelle on place le malade; cette diminution dans le volume du membre paraît tenir principalement, sinon exclusivement, à l'atrophie des masses musculaires, et celle-ci s'observe dans tous les segments du membre à partir de l'épaule jusqu'à la main. L'épaule est aplatie et le deltoïde est manifestement très atrophié; la paroi antérieure du creux de l'aisselle est notablement amincie et le grand pectoral fortement atrophié; le côté gauche de la paroi thoracique antérieure présente une dépression; en arrière, les régions sus- et sous-épineuses sont aussi légèrement déprimées, et le bord interne de l'omoplate se détache de la paroi thoracique un peu plus à gauche qu'à droite, mais cela dans de si faibles proportions, que l'on ne peut dire au juste s'il s'agit là d'une disposition due à l'état pathologique actuel ou simplement d'une asymétrie ancienne, non imputable à l'affection présente.

» La diminution de volume du bras est considérable ; la plus grande circonférence du bras gauche est de 22 centimètres et de 25 centimètres à droite ; l'atrophie semble porter à peu près également sur les muscles antérieurs et postérieurs du bras ; en pressant entre les doigts les muscles biceps et en les comparant à ceux du côté opposé, on constate une notable atrophie. L'atrophie de l'avant-bras est moins marquée que celle du bras. La plus grande circonférence est de 24 centimètres à gauche et de 25 centimètres à droite ; il est difficile de dire si l'atrophie s'est faite plutôt aux dépens des muscles de la région antérieure ou de ceux de la région postérieure de l'avant-bras. Les éminences thénar et hypothénar sont plus grêles à gauche qu'à droite. Les muscles atrophiés ne présentent pas de secousses fibrillaires. L'excitabilité idio-musculaire de ces muscles ne paraît pas modifiée. A l'électrisation, tous les muscles atrophiés se contractent plus faiblement que ceux du côté opposé, mais le mode de contraction est absolument normal ; dans aucun muscle, on n'a pu constater la réaction de dégénérescence. Il y a, du côté paralysé, augmentation de la résistance électrique (1).

» La sensibilité est abolie dans le membre supérieur gauche, comme l'indiquent les figures 1 et 2, sauf à la paume de la main et à la partie palmaire des doigts où la sensibilité est toutefois diminuée ; tous les modes de la sensibilité sont abolis. Il semble au malade qu'il n'a pas de bras ni d'épaule. Le sens musculaire fait aussi complètement défaut dans ce membre.

» La température du membre supérieur gauche est plus élevée que celle du côté opposé. Il est bien plus facile de provoquer du côté gauche que du côté droit, par le grattage, des raies vaso-motrices.

» Les réflexes tendineux sont exagérés du côté malade. En redressant les doigts, on provoque de l'épilepsie spinale.

» La sensibilité du reste du côté gauche du corps est conservée, mais très diminuée ; et cela est surtout net en ce qui concerne la sensibilité à la température.

» Le membre inférieur gauche est un peu plus faible que le droit. La circonférence maxima de la jambe gauche est de 33 centimètres, tandis que celle de la droite est de 34 centimètres.

» La face ne présente aucune espèce de déviation.

» L'ouïe, l'odorat et le goût sont un peu plus faibles à gauche qu'à droite. Rien du côté des yeux ; pas de rétrécissement du champ visuel.

» *Attaques.* — Elles surviennent spontanément ou à la suite de la compression de certains points. Il existe deux zones hystérogènes : la nuque au niveau de la septième cervicale, et les globes oculaires ; il suffit de mettre la main sur les yeux pour provoquer l'attaque ; dans la première attaque que nous avons observée, le malade est tombé brusquement, sans pousser de cri, à la suite de l'occlusion des yeux ; son corps a fait aussitôt un arc de

(1) L'examen électrique de ce malade, comme aussi celui des autres malades dont les observations suivent, a été pratiqué par le Dr Vigouroux, directeur de l'établissement électrique de la Salpêtrière ; nous le remercions vivement de son obligeance.

cercle; l'attaque a, du reste, immédiatement été enrayée par la compression pratiquée au niveau des échancrures sus-orbitaires : le malade est aussitôt revenu à lui. Les autres attaques ont eu des caractères différents; voici sous quel aspect elles se présentent habituellement: le malade tombe brusquement en avant et à droite ; il place sa tête sur son bras droit qui est dans l'extension et levé en l'air; le poing est fermé et tout le bras est raide; généralement le malade mord son bras, la jambe droite est fléchie sur la cuisse et le membre inférieur est raide comme le membre supérieur; la raideur s'observe aussi du côté gauche, mais elle est moins accentuée que du côté droit. En plus, la situation des membres est différente ; le membre supérieur gauche est appliqué le long du corps, les doigts dans la flexion, la jambe gauche est étendue sur la cuisse. Le malade reste dans cette situation sans pousser le moindre cri, les yeux fermés, la figure sans aucune expression particulière, ni pâle ni congestionnée, pendant quelques minutes; puis on voit survenir quelques mouvements cloniques, mais peu accentués; enfin, le malade pousse quelques cris étouffés, sanglotte un peu, puis revient complètement à lui, sans garder le moindre souvenir de l'attaque et sans éprouver la moindre fatigue. Ajoutons que, quoique le début de l'attaque paraisse absolument brusque, et quoique le malade semble ne pas en être prévenu, il existe en réalité une sensation spéciale qui la précède : le malade sent comme une boule qui de la région épigastrique remonterait à la gorge; mais l'attaque suit de si près cette sensation que le malade n'a pas le temps de se garer et qu'il tombe aussitôt.

» Après le 19 février, le malade a eu encore quelques attaques différentes de celle-là; pour ne plus avoir à revenir sur les attaques, nous indiquerons ici leurs caractères. Quelques-unes d'entre elles se présentent sous l'aspect suivant : il y a d'abord une phase épileptiforme calquée sur les attaques épileptiformes décrites plus haut; puis, dans une seconde phase, le malade semble revenir à lui, se lève, se met à marcher, quelquefois à courir, sort de la salle; mais il est étranger à ce qu'on dit autour de lui, ne répond pas quand on l'interpelle. enfin il revient à lui et ne se souvient nullement de ce qui s'est passé. Parfois, après la phase épileptiforme, il est pris de délire, crie, gesticule, se figure qu'il est en présence des Chinois, et il est dangereux pour les personnes qui l'entourent.

» 24 février : A la suite d'une attaque, le malade est pris de mutisme ayant tous les caractères du mutisme hystérique et qui ne dure que douze heures. Les doigts, qui étaient raides le premier jour, sont aujourd'hui flasques.

» 27 février : L'affaiblissement du membre inférieur gauche n'est plus appréciable; les deux jambes paraissent avoir la même force. Mais la paralysie et l'anesthésie du membre supérieur ne se sont pas encore modifiées, c'est-à-dire qu'elles sont absolues. On prie alors le Dr Gautier, ancien interne des hôpitaux, qui pratique le massage avec succès, de masser le malade. M. Gautier masse le membre supérieur droit, c'est-à-dire le membre sain, et on observe alors, au bout de cinq minutes environ, le retour de la

sensibilité à la face dorsale des doigts et à la partie inférieure de la face
dorsale de la main, sans retour de la motilité des doigts; en même temps,
la sensibilité s'émousse dans les régions correspondantes du côté opposé;
on continue le massage, mais le malade est pris d'une attaque qui oblige de
suspendre l'opération; la sensibilité persiste pendant quatre heures environ,
puis disparaît.

» 28 février : A la suite d'une attaque, le malade est pris de nouveau de
mutisme. Les doigts présentent aujourd'hui de la raideur.

» 1er mars : Le mutisme persiste et il a tous les caractères du mutisme
hystérique, l'intelligence est tout à fait conservée; le malade ne peut parler
qu'à voix basse, ne peut émettre le moindre son et écrit, au contraire, avec
la plus grande facilité; il éprouve en même temps dans la gorge une sensation de boule très pénible. On pratique de nouveau le massage, et il se passe
exactement la même chose que le 27 février. La sensibilité revient dans la
même région et le malade a une attaque. Lorsque le malade revient à lui, il
s'assied auprès du poêle, et, quelques minutes après, il lui semble que la
boule qu'il sent dans la gorge se déplace, descend et disparaît, et en même
temps son mutisme se dissipe. « C'est fini, dit-il, ma boule a disparu. » Et il
parle comme par le passé.

» 4 mars : Paralysie et anesthésie du membre supérieur gauche dans le
même état. M. Gautier pratique alors ce qu'on appelle dans le massage « la
flagellation », dans la région temporo-pariétale droite. L'opération est com-
mencée à 11 heures du matin, et voici ce qu'on observe alors : au bout de
quelques minutes, la sensibilité reparaît à la face dorsale des doigts, gagne
la main, puis l'avant-bras et enfin le bras et l'épaule; on dit à ce moment
au malade de mouvoir ses doigts, son poignet ou son coude, mais il ne peut
y arriver; on fait faire alors aux doigts et à la main paralysés des mouvements passifs en disant au malade de regarder ce que l'on fait et de faire
exécuter en même temps aux doigts et à la main du côté opposé les mêmes
mouvements; au bout de quelques instants, quelques mouvements spontanés
sont possibles; ils sont d'abord très limités, mais deviennent de plus en
plus étendus, à mesure qu'on continue les manœuvres que nous venons d'indiquer. Par le même procédé, on finit par faire mouvoir le coude et l'épaule,
et finalement, vingt minutes environ après le début de l'opération, tous les
segments du membre malade peuvent se mouvoir spontanément; pourtant
ces mouvements sont loin d'être aussi étendus que du côté opposé; les
mouvements de l'épaule sont en particulier très limités, et tout le membre
supérieur, en particulier la main et les doigts, présentent un tremblement,
à oscillations assez étendues et assez fréquentes, mais régulières. En même
temps, le membre supérieur du côté opposé s'engourdit un peu, mais cet
engourdissement est très passager et disparaît rapidement. Une heure et
demie après cette opération, la motilité persiste, mais la sensibilité a déjà
très notablement diminué. On renouvelle pendant une minute environ la
flagellation, dans la région temporo-pariétale droite, et la sensibilité revient
aussitôt dans le membre supérieur gauche. Le malade est alors abandonné

à lui-même; la motilité persiste jusqu'à 4 heures de l'après-midi (en tout cinq heures) et la sensibilité jusqu'à 9 heures du soir, puis la paralysie et l'anesthésie se rétablissent, avec les caractères qu'elles présentaient avant l'opération.

» 5 mars : La flagellation est renouvelée dans la matinée et on observe les mêmes phénomènes que la veille, avec les différences suivantes : dès que la sensibilité a gagné la partie inférieure de l'avant-bras, on fait exécuter aux doigts et à la main des mouvements passifs, et les mouvements spontanés reviennent avant que la sensibilité ait gagné le bras; on fait exécuter ce jour à l'épaule des mouvements passifs, avec plus de persistance que la veille, et les mouvements spontanés arrivent à être plus étendus que la veille; on recommande enfin au malade de continuer à exercer son membre supérieur pendant la journée.

» Le malade est examiné deux heures après l'opération; il s'est conformé aux indications qu'on lui a données et les mouvements sont plus étendus qu'ils ne l'étaient immédiatement après l'opération. La sensibilité est déjà un peu obtuse; elle va sans cesse en diminuant et disparait complètement vers 4 heures du soir. La motilité persiste. Le malade a dans la soirée une attaque épileptiforme, suivie de délire, et lorsqu'il revient à lui, la motilité persiste encore.

» 6 mars : Les mouvements spontanés du membre supérieur gauche persistent encore et ils sont même un peu plus étendus que la veille; le tremblement a diminué, mais l'anesthésie est complète; le sens musculaire est aboli. On renouvelle la flagellation, et, comme les jours précédents, la sensibilité reparait de bas en haut; la sensibilité reparait en même temps que le sens musculaire. La sensibilité ne persiste pas plus de deux heures. Le malade s'endort le soir, pouvant mouvoir son bras.

» 7 mars : Le malade se réveille absolument impotent de son membre supérieur. Le bras et l'avant-bras sont flasques. La main est fléchie et contracturée; il en est de même des doigts.

» 10 mars : Le malade, depuis le 7 mars, est redevenu paralysé du membre supérieur gauche. Il s'endort dans l'après-midi et à son réveil, il s'aperçoit avec étonnement qu'il peut de nouveau le mouvoir.

» 13 mars : On prend les mesures des membres et voici ce qu'on constate : la circonférence de la jambe gauche est pareille à celle de la jambe droite; entre le bras gauche et le bras droit, au lieu de 3 centimètres de différence, il n'y a plus que 2 centimètres; l'épaule et le thorax se présentent à peu près sous le même aspect que le premier jour où le malade a été examiné.

» 14 mars : La paralysie reparait au réveil du malade.

» 21 mars : La paralysie persiste. On recommence la flagellation; il survient une attaque, mais à la suite de l'attaque, la paralysie et l'anesthésie disparaissent pendant une heure, après quoi elles reparaissent, sauf à la main.

» 22 mars : La sensibilité reparait spontanément jusqu'au coude, mais la main seule peut se mouvoir. M. Gautier recommence la flagellation, cette fois non plus sur la tête, mais sur la partie sensible du bras malade; quinze minutes après le début de l'opération, retour de la motilité et de la sensibilité; cette dernière disparaît de nouveau au bout d'une heure; mais la motilité persiste.

» 25 avril : Depuis plus d'un mois, la motilité persiste toujours. L'amyotrophie s'est très notablement atténuée; l'épaule est beaucoup moins aplatie que le jour de l'entrée du malade à l'hôpital; le deltoïde s'est développé, et le muscle grand pectoral est bien plus volumineux. Entre les régions sus- et sous-épineuses du côté droit, et celles du côté gauche, il n'y a plus de bien grande différence; entre les deux bras, il n'y a plus dans la circonférence que 1 centimètre de différence; l'avant-bras, qui n'était, il est vrai, que peu atrophié, ne s'est guère modifié; les éminences thénar et hypothénar sont à peu près aussi volumineuses que celles du côté opposé. »

IV. — NEURASTHÉNIE TRAUMATIQUE.

De même que l'hystérie traumatique est en tout semblable à l'hystérie ordinaire, la neurasthénie traumatique ne présente aucune différence avec la neurasthénie vulgaire.

Certes, la plupart des troubles nerveux consécutifs aux traumatismes se rapportent à l'hystéro-neurasthénie, mais il existe cependant des cas où le blessé présente les manifestations de la neurasthénie pure sans aucun mélange d'hystérie.

La description symptomatologique de la neurasthénie traumatique se confond en tous points avec celle de toutes les autres neurasthénies; aussi ne devons-nous pas entreprendre de décrire en détail toutes les manifestations de cette névrose; nous nous bornerons à en indiquer les traits principaux.

On peut, avec Charcot, diviser les phénomènes de la neurasthénie en stigmates et en symptômes, les premiers étant essentiels et presque constants, les seconds étant variables.

Les stigmates sont : la céphalée, l'insomnie, l'état cérébral, l'asthénie neuro musculaire, la rachialgie et la dyspepsie gastro-intestinale.

Ces stigmates existent souvent seuls, effaçant tous les autres troubles fonctionnels par leur intensité; ce sont eux également qui se rencontrent les premiers.

La céphalée manque rarement; elle donne au malade la sensation d'un lourd casque (galeatus) ou d'un cercle de fer serré autour de la tête; quelquefois la douleur est plus limitée; elle se localise alors au front, aux tempes, à l'occiput ; les préoccupations et les excitations de toute nature aggravent considérablement cette céphalée, qui ordinairement n'est pas très douloureuse.

L'insomnie présente des caractères excessivement variables : ou bien le sujet s'endort facilement et se réveille au bout de quelques heures sans pouvoir se rendormir, où bien il ne parvient à s'endormir que vers le matin. Dans tous les cas, il est fatigué et la céphalée reparaît dès qu'il s'éveille.

L'état cérébral est particulier dans la neurasthénie : la faculté d'attention est presque impossible, la mémoire et la volonté sont diminuées. Le malade est inquiet, sombre, ses sourcils sont contractés, il ne parle que de ses maux ; lorsqu'il va chez son médecin, il écrit d'avance ce qu'il a à dire ; il achète des livres de médecine, il change constamment de médecin, son caractère est sombre, taciturne, son émotivité est extraordinaire.

L'asthénie musculaire est très fréquente ; elle ne va jamais jusqu'à la paralysie ; tous les mouvements sont possibles, mais ils sont fatigants ; la marche ne peut être continuée longtemps. Cette asthénie musculaire peut se montrer par accès.

La rachialgie peut être générale, mais habituellement elle se localise aux régions de la nuque et du sacrum (plaque cervicale et sacrée de Charcot). Cette rachialgie est plutôt pénible que douloureuse ; c'est une sensation de chaleur, de brûlure, de fourmillement, de courbature, de craquement, de froid.

La dyspepsie gastro-intestinale est souvent si marquée qu'elle semble être le point de départ de tous les autres symptômes ; d'autres fois elle est légère ; rarement elle manque.

Les symptômes secondaires de la neurasthénie sont très nombreux ; ce sont des vertiges, la dilatation de la pupille, l'asthénopie accommodative, des bourdonnements d'oreilles, des douleurs variables, des palpitations, des accès d'angine de poitrine, de la tachycardie, la décoloration avec refroidissement des mains et des pieds, la diminution de la puissance virile, l'agitation motrice, des phobies diverses.

Tels sont les principaux symptômes de la neurasthénie traumatique ou autre ; nous terminerons l'exposé de cette description par deux observations de neurasthénie traumatique pure.

OBSERVATION XVII (INÉDITE, DUE A M. VIBERT).

« Le sieur V.... déclare que le 5 décembre dernier la voiture sur le siège de laquelle il se trouvait a été accrochée par une autre voiture et renversée : lui-même a été précipité à terre sous son cheval qui l'a piétiné. Il n'a pas perdu connaissance, bien qu'il ait éprouvé une très vive terreur et que, suivant son expression, il ait poussé des cris terribles. Cette circonstance doit être relevée parce qu'elle est en relation avec certains troubles cérébraux que présente le blessé et sur lesquels nous reviendrons plus loin.

» Le sieur V.... a été atteint de contusions et de plaies contuses en divers points du corps, notamment sur le scrotum.

» Il se serait produit un épanchement considérable de sang dans la partie droite des bourses et sans doute de graves lésions du testicule, car l'ablation de cet organe a été jugée nécessaire à l'hôpital, où le sieur V.... avait été transporté et où il est resté en traitement pendant soixante-dix-neuf jours. Cette opération a été pratiquée, en effet, et actuellement on constate que le testicule fait défaut, que la cicatrice laissée par l'opération se trouve à la racine des bourses de ce côté. Il existe aussi une pointe de hernie inguinale qui, au dire du blessé, date de l'accident et de l'opération qui en a été la suite.

» Le testicule gauche, qui aurait été également contusionné, serait encore douloureux ; il ne présente pas toutefois de lésions appréciables ; on note seulement l'existence d'un varicocèle qui, très probablement, est antérieur à l'accident.

» Le sieur V.... a été atteint en outre de deux plaies contuses à la tête : l'une au niveau du sourcil droit et l'autre au niveau de la tempe droite. Ces deux plaies mesurent chacune environ 2 centimètres de longueur ; leurs cicatrices n'adhèrent pas aux tissus sous-jacents.

Enfin, à la partie postérieure de la jambe droite (au niveau du mollet), se trouve une petite plaie contuse qui n'entraine pas de troubles fonctionnels ni de gêne dans les mouvements du membre.

» Le sieur V...., après être resté pendant quatre-vingt-seize jours à l'hôpital ou à l'asile de convalescence de Vincennes, a repris son métier de cocher. Mais au bout de deux jours, il a été obligé de l'interrompre de nouveau et de rester oisif depuis lors, en raison de divers troubles cérébraux qui ont apparu depuis l'accident. Ces troubles que le sieur V.... indique spontanément et avec des détails très précis, sont les suivants : il éprouve souvent des éblouissements, des étourdissements, qui plusieurs fois lui ont fait perdre l'équilibre, sans qu'il se soit jamais évanoui cependant.

» Il éprouve aussi des maux de tête fréquents, mais non pas très violents ni très prolongés. Il dort mal, a beaucoup de cauchemars et se réveille en poussant des cris. Sa mémoire a beaucoup diminué ; le sieur V.... s'en aperçoit à une foule de détails ; par exemple, il lui faut un long effort pour se rappeler la situation d'une rue, bien que connaissant à fond Paris où il est cocher depuis plusieurs années

» Il ne peut pas non plus fixer son attention longtemps sur le même objet; il était autrefois grand liseur; aujourd'hui c'est à peine s'il lit un journal entier dans la journée; au bout d'un quart d'heure, il ne comprend plus ce qu'il lit. D'ailleurs, sa vue, bonne quand il commence sa lecture, ne tarde pas à se troubler et, s'il persiste, il éprouve des maux de tête. Son caractère a subi aussi de grands changements; il est devenu très émotionnable et pleure pour le motif le plus futile; il est surtout d'une tristesse qu'il ne s'explique pas lui-même; « rien ne lui dit », suivant son expression; il aimait beaucoup le théâtre et se promettait de le fréquenter pendant son repos forcé; il n'y est pas allé une seule fois; il part pour faire une promenade et s'en retourne à mi-chemin, dégoûté avant d'avoir atteint son but. Il passe presque toute sa journée chez le marchand de vin où il prend ses repas; mais dès que les clients sont trop nombreux ou les conversations un peu bruyantes, il regagne sa chambre, préférant la solitude à l'animation ou à la gaîté d'autrui. Enfin, il se plaint encore de n'avoir pas d'appétit, de ne pouvoir boire un peu de vin pur sans être pris d'étourdissements, d'éprouver fréquemment des palpitations; enfin de n'avoir plus de désirs sexuels.

» Tous ces troubles sont ceux qu'on observe fréquemment à la suite de traumatismes ayant ébranlé tout le corps ou ayant porté spécialement sur la tête. Le sieur V.... n'était pas prédisposé particulièrement à ces troubles cérébraux par ses antécédents héréditaires ou personnels. Il n'aurait jamais eu d'autre maladie qu'une attaque de rhumatisme articulaire aiguë, qui n'a pas laissé de lésions du cœur. Il ne présente aucun des stigmates permanents de l'hystérie (anesthésies cutanées, sensorielles ou des muqueuses); il ne paraît nullement alcoolisé. Il a toujours été, dit-il, d'un caractère calme, fuyant les discussions et les querelles. Il s'exprime très correctement, possède une certaine culture intellectuelle; il reconnaît avoir toujours été assez facilement émotionnable, ou, pour employer son expression, « sensible ».

» Si l'on s'en rapporte à l'observation des malades du même genre, il est probable que le sieur V.... finira par guérir, mais sans pouvoir fixer aucun délai précis à cet égard ; ce ne sera sans doute pas avant plusieurs mois que son état sera assez amélioré pour qu'il puisse reprendre l'exercice de son métier.

» Conclusions. — 1° Le sieur V.... a été atteint de contusions et de plaies contuses en divers points du corps;

» 2° Ces blessures ont entraîné la perte de l'un des testicules. Elles ont nécessité un séjour de plus de trois mois à l'hôpital);

» 3° Elles ont occasionné, en outre, divers troubles cérébraux qui, aujourd'hui encore, rendent le sieur V.... incapable de se livrer à toute occupation suivie. Il est probable que cet état persistera plusieurs mois encore, et que la durée totale de l'incapacité du travail sera ainsi portée à près d'une année.

» (Signé) : Vibert. »

OBSERVATION XVIII (INÉDITE, DUE A M. VIBERT).

« Je soussigné, Charles Vibert, docteur en médecine, commis par jugement du tribunal de la Seine (quatrième chambre), en date du 24 juin 1893,
à l'effet de procéder à l'examen du sieur C...., de spécifier, s'il est possible,
les blessures qu'il aurait reçues et les conséquences qu'elles ont pu entraîner,
de constater son état actuel, de dire si cet état provient directement ou indirectement de l'accident du 14 octobre 1890, enfin de déterminer si C.... est
dans l'impossibilité de continuer à exercer ses fonctions à l'administration
des postes et par suite de demander sa mise à la retraite,

» Ai procédé le 13 décembre 1893 à l'examen du sieur C... , en présence
des parties et après avoir pris connaissance des divers certificats médicaux
qui m'ont été remis.

» Le sieur C...., âgé de 57 ans, assure qu'il a toujours eu une bonne santé
jusqu'au moment de l'accident dont il a été victime; il montre une pièce
établissant que son service à l'administration des postes n'a jamais été interrompu pour cause de maladie, sauf une seule fois. Le 14 octobre 1890, le
train dans lequel il se trouvait a déraillé; le plaignant aurait reçu ainsi de
violentes contusions sur le côté droit du corps. Ces blessures l'ont obligé à
garder le lit pendant un mois, et à cesser ses occupations pendant six mois.
Après ce délai, il a repris son emploi à l'administration des postes, mais,
dit-il, il n'était pas et n'est pas encore actuellement guéri; il ne peut faire
son travail que grâce à l'aide obligeante de ses collègues, et encore a-t-il
été obligé à maintes reprises d'interrompre son service pour prendre du
repos.

» Il n'est contesté par personne que le sieur C.... a reçu de violentes contusions à l'épaule droite et sur le côté droit de la poitrine. Ce qui est contesté,
c'est que ces contusions aient occasionné la fracture de l'une des côtes
(quatrième ou cinquième) et de l'omoplate. L'opinion de M. le Dr Laurent,
qui a soigné le blessé dès le début, et qui affirme, dans un certificat en date
du 18 décembre 1890, avoir très nettement perçu des craquements osseux,
nous paraît cependant ne pas permettre de doutes à cet égard, à moins de
suspecter la bonne foi de ce médecin. Quoi qu'il en soit, on ne constate pas
aujourd'hui de traces de ces fractures, ce qui n'a pas lieu de surprendre,
puisqu'il s'est écoulé plus de trois ans depuis l'accident.

» M. C.... se plaint de souffrir de douleurs dans le côté droit de la poitrine
et dans l'épaule droite, douleurs qui rendent les mouvements du bras pénibles
et difficiles. Lorsqu'on fait mouvoir l'épaule droite, on constate qu'il se produit quelques bruits de craquements, et que les manœuvres qui ont pour
effet de porter le bras soit en arrière, soit en haut, paraissent occasionner de
vives douleurs. Ces constatations sont de nature à faire croire qu'il existe
de la périarthrite; d'ailleurs, alors même que l'existence de celle-ci serait con-
testée, il n'en serait pas moins vrai qu'un traumatisme comme celui qu'a subi

le plaignant peut laisser des douleurs pendant de longues années, même sans qu'il subsiste de lésions matériellement appréciables.

» M. C.... se plaint surtout de troubles de la santé générale qui se seraient développés depuis l'accident. Il se plaint de faiblesse ; son service le fatigue, non seulement physiquement, mais aussi intellectuellement. Sa mémoire est devenue paresseuse ; les mots les plus usuels lui échappent parfois ; il inscrit sur ses paquets de lettres le nom d'une localité qui n'est pas celui qui convient ; ses subordonnés sont obligés de lui rappeler le nom des villes. Il est devenu irascible, et pendant l'examen qu'il a subi devant nous, il fallait à tous moments calmer les emportements que provoquaient les observations, ou même les incidents les plus futiles : les vêtements à remettre, un objet qui tombe, etc. Le blessé a un tic très accentué de la face, qui serait postérieur à l'accident. Enfin, l'aspect général du sieur C.... est celui d'un homme dans un état de décrépitude physique et intellectuelle beaucoup plus avancé que ne le comporte son âge.

» Nous croyons que les troubles de la santé que nous venons d'indiquer rendent le sieur C . . incapable d'accomplir d'une façon régulière et suivie son service à l'administration des postes, et que, par suite, il est fondé à demander sa mise à la retraite. Nous croyons également que ces troubles de la santé sont la conséquence directe de l'accident du mois d'octobre 1890. Ils présentent, en effet, les caractères principaux des désordres nerveux que l'on observe habituellement chez les personnes qui ont été victimes d'accidents de chemin de fer.

» Paris, le 14 décembre 1893.　　　　　　　　» *(Signé)* : VIBERT. »

V. — HYSTÉRO-NEURASTHÉNIE TRAUMATIQUE.

L'hystéro-neurasthénie traumatique est constituée par la combinaison de l'hystérie traumatique (locale, générale ou locale et générale) avec la neurasthénie traumatique. C'est ici que la confusion règne dans les auteurs : tous les cas, en effet, qui ne peuvent pas être rapportés à une névrose bien caractérisée, sont rangés sous la dénomination vague d'hystéro-neurasthénie.

On comprend que le mélange des manifestations des deux grandes névroses ayant nom « hystérie » et « neurasthénie », provoque un ensemble de symptômes si complexes que l'on puisse y ranger tous les cas dont la nature est incertaine. C'est du groupe des hystéro-neurasthénies traumatiques qu'il faut, à notre avis, séparer toute la catégorie de cas dans lesquels la commotion cérébro-spinale est indéniable, et les lésions organiques probables.

C'est par suite de cette confusion entre les névroses traumatiques pures et les troubles nerveux s'accompagnant de commotion cérébro-spinale et de lésions organiques probables que l'étude de l'hystéro-neurasthénie traumatique paraît encore si obscure.

C'est ainsi que l'on voit les auteurs déclarer que l'hystérie et la neurasthénie se produisent généralement à la suite d'un traumatisme léger, alors qu'au contraire l'hystéro-neurasthénie est presque toujours provoquée par un traumatisme violent : « Le traumatisme, dit Bouveret(1), est le plus souvent violent, et de ceux qui produisent tout à la fois un choc physique et une forte émotion morale. Aussi observe-t-on particulièrement l'hystéro-neurasthénie traumatique à la suite des accidents de chemin de fer, des explosions de gaz dans les mines, du choc de la foudre, des chutes d'un lieu élevé. »

Comment admettre que, pour produire la combinaison de deux névroses dont l'apparition séparée est due à des traumatismes légers, il faille un accident avec commotion?

Si l'émotion morale accompagnée d'un traumatisme insignifiant peut produire séparément l'hystérie et la neurasthénie, elle pourra certes produire, chez des individus spéciaux, l'hystéro-neurasthénie. C'est, en effet, ce que nous croyons. La commotion n'est pas plus nécessaire pour provoquer l'hystéro-neurasthénie qu'elle ne l'est pour amener séparément l'éclosion de ces deux névroses; mais où elle est indispensable, c'est pour produire une lésion organique des centres nerveux.

Faut-il pour cela se montrer exclusif et déclarer que tout trouble nerveux consécutif à une commotion doit fatalement être dû à une lésion organique? Non, mais il ne nous paraît pas moins vrai que, dans la plupart des cas, lorsque des troubles nerveux graves s'observent à la suite d'un accident avec commotion, il faut soupçonner une lésion organique.

Ceci étant posé, voyons quels sont les symptômes de l'hystéro-neurasthénie traumatique pure.

Contrairement à ce qui a lieu dans les grands traumatismes avec ébranlement, le patient prévoit très souvent l'accident qui va se produire et le danger qu'il court. Le shock nerveux peut

(1) BOUVERET. Loc. cit. p. 280.

provoquer une syncope ; il peut encore, mais plus rarement que lorsqu'il y a commotion, amener l'état cérébral particulier de demi-conscience et d'hébétude décrit précédemment, dans lequel le blessé s'enfuit. Le plus souvent, il conserve son sang-froid et retourne facilement chez lui.

L'hystéro-neurasthénie peut alors se développer soit immédiatement, soit quelque temps après l'accident.

Généralement, ce sont les manifestations neurasthéniques qui commencent ; l'hystérie ne se montre que plusieurs mois après.

La neurasthénie se manifeste par ses stigmates et ses symptômes habituels : la céphalée, l'insomnie, l'état cérébral, l'asthénie neuro-musculaire, la rachialgie, la dyspepsie, les vertiges, les bourdonnements d'oreilles, les douleurs variables, les palpitations, les crises d'angine de poitrine, l'agitation motrice, etc.

Tous ces phénomènes ont été décrits à propos de la neurasthénie traumatique pure ; nous renvoyons donc à ce chapitre pour plus de détails.

Bientôt apparaissent les manifestation hystériques, qui varient considérablement suivant les cas ; elles peuvent être locales, générales ou locales et générales, comme celles des hystéries traumatiques pures : ce sont des paralysies flasques ou avec contractures, des arthralgies, des anesthésies, des hyperesthésies, des amnésies, des aboulies, des troubles de la vue, des attaques, des hémiplégies, des paraplégies, des spasmes saltatoires, des névralgies, des dysphagies, etc., symptômes qui tous ont été signalés dans l'étude de l'hystérie traumatique pure.

En un mot, l'hystéro-neurasthénie traumatique pure, sans commotion cérébro-spinale, n'est que le mélange de deux névroses : l'hystérie et la neurasthénie. Sa description symptomatologique se confond entièrement avec celle de ces deux dernières.

On le voit, il y a quelque différence entre les troubles nerveux consécutifs à une commotion, s'accompagnant d'une lésion organique probable, et ceux qui constituent l'hystéro-traumatisme pur. Certes, de nombreux symptômes sont communs à ces deux affections, mais nous croyons que l'hystéro-neurasthénie pure ne présente pas cet ensemble symptomatique, cette évolution progressive qui caractérisent les lésions nerveuses consécutives aux accidents avec commotion.

Nous aurons l'occasion de reparler de cette différenciation à propos du diagnostic des névroses traumatiques.

OBSERVATION XIX. (PATRICOPOULO, OBS. II, p. 39.)

« Le nommé F...., Armand, âgé de 43 ans, scieur de long, entre le 17 mars 1894 à la salle Bichat, n° 26, pour des troubles de la motilité des membres inférieurs qui l'empêchent de se livrer à aucun travail.

» *Antécédents héréditaires :* Père mort à 36 ans de tuberculose pulmonaire. Mère nerveuse; aurait eu pendant les deux dernières années de sa vie des crises convulsives très violentes, de nature indéterminée, auxquelles elle aurait succombé.

» Du côté des ascendants, nous relevons un grand-père paternel violent et emporté; pas d'autre phénomène à signaler.

» *Antécédents personnels :* N'a jamais fait aucune maladie. N'a jamais, pendant l'adolescence ni l'enfance, présenté de symptôme de nervosisme.

» Pas de syphilis, pas d'alcoolisme.

» Constitution robuste.

» Le 5 avril 1893, en sciant du bois, le malade fit une chute de 3 mètres de haut environ, verticalement sur les talons, le choc portant particulièrement sur la jambe gauche. Pas de perte de connaissance ; F.... put même se relever. Gonflement énorme des talons avec douleurs très violentes pendant quatre semaines. Entorse.

» Au bout de ce temps, il commence à se lever, marche d'abord en traînant les pieds sur le sol, puis peu à peu la marche s'améliore et surtout la douleur des talons disparaît. Il peut même reprendre en partie son travail et rester une demi-journée debout ; mais peu à peu la faiblesse des jambes s'accuse sans douleurs. Les jambes plient sous le malade à chaque pas qu'il fait.

» *État actuel :* Le malade a les plus grandes difficultés de se tenir debout. Appuyé fortement sur deux cannes, il se présente le corps penché en avant, l'air anxieux, les genoux ployés, surtout du côté du membre gauche dont l'extrémité appuie à peine sur le sol. Pour marcher, il avance d'abord la jambe gauche, à petits pas, le genou ployé, le pied ne quittant pas le sol, mais le rasant de sa pointe ; puis il porte en avant la jambe droite, le genou fléchi, à une plus grande distance en avant, et semble avoir hâte de s'appuyer sur sa jambe droite. Dans ce mouvement, le pied droit frotte sur le sol par sa pointe. Notons encore que ces mouvements ne se font qu'avec l'aide de deux bâtons. Après quelques minutes de station debout ou après quelques pas, le malade est obligé de s'asseoir; ses jambes refusent de le porter; elles lui semblent en coton. Pas d'autres troubles de la marche, pas d'ataxie.

» Pas de contracture réelle ou latente ; pas de contracture sous l'influence des mouvements.

» La force musculaire est un peu diminuée. Couché sur le dos, le malade peut diriger ses membres inférieurs vers le point indiqué, avec force et sans hésitation. Il résiste assez bien aux mouvements passifs de flexion et d'extension.

» Le malade étant debout, si l'on s'appuie sur ses épaules, immédiatement ses jambes fléchissent et se dérobent.

» Les réflexes rotulien et plantaire sont normaux. La sensibilité est normale sous tous ses modes : tact, douleur, chaleur, froid. Pas de retard, pas de confusion.

» Pas de troubles des sphincters, vésical et rectal.

» Émotivité extrême. État d'abattement très prononcé; le malade répond à peine par oui ou par non, et il faut insister pour lui arracher une syllabe. C'est en quelques phrases brèves, entrecoupées, qu'il nous raconte son accident et l'histoire de sa maladie. Pendant l'interrogatoire, à plusieurs reprises, il se met à pleurer abondamment. A l'air découragé, abattu; désespère de jamais guérir. Pleure en songeant à sa femme et à ses enfants en bas âge.

» Pas de céphalée ni d'insomnie.

» Plaque d'hyperesthésie sacrée très nette, douleur assez vive à ce niveau à la moindre pression. Au niveau de la région lombaire, on voit les traces de six cautères, trois de chaque côté de la colonne vertébrale et dont les cicatrices sont devenues chéloïdiennes; au niveau du sacrum, traces de nombreuses pointes de feu.

» Au thorax et aux membres supérieurs, sensibilité anormale ; pas de troubles de la motilité.

» Réflexe pharyngien diminué, mais non aboli. Pas de rétrécissement du champ visuel.

» Suggestion, douche, potion avec du chlorure d'or.

» 19 mars : Amélioration sensible. Le malade sent ses jambes plus fortes. Il lui est encore très difficile de marcher; cependant, il reprend confiance, l'état mental s'améliore.

» Électrisation. Réactions électriques normales.

» 20 mars : Le malade s'améliore. La force revient dans les membres inférieurs; F ... se sent plus solide sur ses jambes. L'état mental devient aussi meilleur; bien que le malade soit encore triste et préoccupé, il commence à accepter l'idée de sa guérison.

» 25 mars : L'amélioration fait des progrès rapides. F.... marche sans canne et n'accuse plus qu'un peu de lourdeur de la jambe gauche. L'état psychique est absolument changé. F.... se rend compte de l'amélioration rapide de son état; il se promène presque toute la journée. Il ne doute plus du succès.

» 1er avril : La guérison s'accentue. Il ne reste plus qu'un peu de fatigue, le soir, dans le membre gauche. L'état mental est redevenu normal.

» 8 avril : La guérison peut être considérée comme complète. Plus aucune trace de la paraplégie. F.... demande à quitter le service et à retourner chez lui. Il a conscience de sa guérison. Quand il est debout, on peut se laisser porter sur ses épaules, sans qu'il fléchisse.

» 14 avril : F.... quitte le service parfaitement guéri. »

VI. — CHORÉE TRAUMATIQUE.

La chorée traumatique ne diffère pas plus de la chorée ordinaire que l'hystérie et la neurasthénie traumatiques ne se différencient de l'hystérie et de la neurasthénie vulgaires.

L'existence de chorées d'origine traumatique est admise par tous les auteurs. « On trouve, dit Blocq (1), le traumatisme : chute, contusion de la tête, mentionné dans plusieurs observations comme ayant été suivi à brève échéance des premières manifestations de la chorée. Un cas de chorée intense développée à la suite d'une lésion de l'humérus et qui guérit à la suite de la résection de cet os, a été rapporté par Sexton. »

A côté des chorées traumatiques d'origine émotionnelle, dues à l'émotion morale accompagnant le traumatisme, il y a des chorées traumatiques d'origine réflexe, telles que celles qui se montrent grâce à la présence de vers intestinaux.

La symptomatologie de la chorée traumatique est semblable à celle de la chorée ordinaire ; cependant le début en est plus souvent brusque, les troubles de la motilité apparaissent généralement quelques heures ou un ou deux jours après l'accident.

Les troubles du caractère se montrent en même temps que les convulsions : le malade devient capricieux, grognon, distrait.

Les mouvements choréiques peuvent atteindre les membres supérieurs d'un seul ou des deux côtés ; ils peuvent aussi se montrer d'un seul côté du corps, ou bien être généralisés.

Nous ne croyons pas devoir nous appesantir sur la description symptomatologique de la chorée traumatique ; elle ne présente de spécial que son origine.

Voici une observation de chorée traumatique :

OBSERVATION XX (INÉDITE ET PERSONNELLE).

La petite Marie P...., âgée de 10 ans, se présenta le 20 février 1894 à ma consultation du bureau de bienfaisance ; elle se plaignait d'être atteinte, depuis quinze jours, de mouvements désordonnés dans tout le côté droit du corps.

(1) BLOCQ. *Traité de médecine* de Charcot et Bouchard, t. VI, p. 1214.

La mère de la malade m'apprit que cette affection avait débuté
à la suite d'une chute sur le bras droit. Des mouvements choréiques s'étaient montrés le lendemain de l'accident; la malade ne
pouvait manger sa soupe ni boire sans répandre ces liquides
tout autour d'elle. Au début, ces mouvements incoordonnés
avaient été localisés au bras droit; bientôt ils s'étaient étendus à
la jambe droite, puis à la face. A ces symptômes moteurs s'était
joint un changement très marqué du caractère : la malade était
devenue irascible, maussade et incapable de travailler à l'école.

L'hérédité nerveuse de Marie P.... était incontestable : son
père était mort d'ataxie locomotrice, deux frères et sœurs étaient
morts en bas âge de convulsions.

Comme antécédents personnels, cette malade accusait la rougeole, la fièvre typhoïde et la coqueluche.

Au moment où la malade se présenta à ma consultation, elle
présentait des mouvements gesticulatoires dans tout le côté droit
du corps. La tête se fléchissait et se redressait successivement, les
sourcils se fronçaient, les paupières s'ouvraient et se fermaient,
la parole était saccadée. Les membres présentaient une véritable
folie musculaire.

Cette malade fut soumise à l'électrisation statique sous forme
de bain électrique. La guérison fut rapide ; dès la deuxième
électrisation, l'amélioration se manifesta, et au bout de douze
jours, tout mouvement choréique avait disparu.

VII. — ÉPILEPSIE TRAUMATIQUE.

L'épilepsie traumatique est également signalée par la plupart
des auteurs : « Les chocs traumatiques, dit Dutil (1), portant sur
l'extrémité céphalique, peuvent, soit par le mécanisme de la
commotion cérébrale, soit en produisant des lésions ou foyers,
déterminer l'apparition immédiate ou lointaine d'accidents convulsifs qui, par leurs caractères cliniques et leurs retours pério-
diques, ne diffèrent en rien d'essentiel de l'épilepsie commune.
De même, on a vu des attaques d'épilepsie provoquées par les
irritations locales périphériques : plaies des nerfs, lésions de l'œil

____

(1) DUTIL. *Traité de médecine* de Charcot et Bouchard, t. VI. p. 1316.

ou des fosses nasales, corps étrangers de l'oreille, lésions inté-
rieures, etc. »

La symptomatologie de l'épilepsie traumatique est identique à
celle de l'épilepsie ordinaire. Les accès convulsifs peuvent survenir soit immédiatement, soit tardivement : dans le premier cas,
l'accès initial se manifeste au moment du traumatisme; dans le
second, il ne survient qu'après une période prodromique.

La période prodromique peut durer plusieurs heures ou plusieurs jours : le malade présente du tremblement, des secousses
musculaires, des chatouillements, des picotements, jusqu'au
moment où il se manifeste une aura motrice, sensitive, sensorielle
ou psychique, qui marque le début du paroxysme épileptique. Le
paroxysme peut revêtir la forme de la grande attaque, des attaques incomplètes et des paroxysmes viscéraux, sensoriels et
psychiques équivalents de l'attaque.

Nous ne pouvons décrire complètement la symptomatologie de
l'épilepsie traumatique, qui ne diffère en rien de l'épilepsie dite
vulgaire.

Qu'il nous suffise de rapporter une observation se rattachant à
cette forme de névrose traumatique.

OBSERVATION XXI (INÉDITE ET PERSONNELLE).

Louis L...., âgé de 40 ans, vint me consulter en septembre 1894;
il se plaignait d'être sujet à de fréquentes attaques dont la description dénotait nettement la nature épileptique. Le malade m'apprit
que son premier accès avait eu lieu trois semaines après avoir
reçu un coup de bâton sur la tête (sans solution de continuité
des tissus).

Pendant la période prodromique, il avait ressenti des tremblements dans les membres, de la céphalalgie, des éblouissements
et des troubles digestifs. Un jour, la douleur de tête avait considérablement augmenté et la première attaque s'était produite.

A partir de cette époque, la céphalalgie, le tremblement, les
éblouissements et les troubles digestifs avaient complètement
disparu, mais les accès s'étaient reproduits assez fréquemment.
Louis L.... n'accusait aucun antécédent névropathique héréditaire ou personnel.

Au moment où je pus l'examiner, la tête ne présentait aucune trace de contusion, d'enfoncement, ni de fracture ; l'intelligence paraissait normale.

Ce malade fut soumis successivement à la médication bromurée, à l'électrothérapie, à la psychothérapie sans aucun résultat.

VIII. — MALADIE DE PARKINSON TRAUMATIQUE.

Charcot et Glorieux (1) ont observé la maladie de Parkinson se développant à la suite de traumatismes. Blocq (2) et Patricopoulo (3) admettent également la paralysie agitante traumatique. « Il faut mentionner ensuite les traumatismes, dit Blocq (4), chocs, contusions, blessures d'un nerf périphérique. Dans ce cas, on voit parfois le tremblement se développer d'abord dans la partie atteinte. »

Ce début de la maladie peut être brusque ou insidieux : il se produit du tremblement ou de la rigidité. L'altération s'étend ensuite progressivement aux quatre membres, le malade présente le facies et l'attitude particulière de la maladie de Parkinson ; le tremblement s'exagère par la fatigue et par les émotions, les membres sont rigides, les mouvements lents, etc.

Tous ces phénomènes, appartenant à la paralysie agitante ordinaire, ne peuvent être détaillés ici. Nous terminerons cet exposé en relatant l'observation de Glorieux :

OBSERVATION XXII. (*La Policlinique*, nᵒ 7, 1ᵉʳ avril 1893, p. 107.)

« Le malade dont nous publions l'observation appartient à cette catégorie : il est âgé de 49 ans et exerce la dure profession d'ouvrier terrassier. Jamais il n'a été malade et ses parents, aujourd'hui presque octogénaires, sont également bien portants.

» Le 17 octobre de l'an dernier, Sébastien D.... se trouvant au haut d'un talus, laissait glisser dans ses bras une lourde pièce de bois. A son insu, la poutre portait à son extrémité une traverse qui, dans le mouvement de

(1) GLORIEUX. *Maladie de Parkinson traumatique.* (*La Policlinique*, avril 1893.)
(2) BLOCQ. In *Traité de médecine*, de Charcot et Bouchard, t. VI.
(3) PATRICOPOULO. *Loc. cit.*, p. 11.
(4) BLOCQ. *Loc. cit.*, p. 1276.

descente, vint le heurter violemment dans le dos, lui fit perdre l'équilibre et l'entraîna la tête en avant à une profondeur de 3 à 4 mètres.

» Aussitôt après la chute, Sébastien D.... croit avoir perdu connaissance pendant peu de temps. Il se rappelle que quand ses camarades, accourus pour lui porter secours, voulurent le relever, il ne put se tenir debout : il était paralysé des bras et des jambes, alors que l'intelligence et la parole étaient normales.

» Un médecin requis en toute hâte le fit transporter à l'hôpital de Nivelles, où il garda le lit pendant une huitaine de jours. Au dire du malade, jamais il n'y a eu de fièvre ni de délire; pas d'écoulement de sang, ni des oreilles ni du nez, pas de rétention d'urine ni de matières fécales; insomnie complète; douleur dans le dos et les reins à la partie contusionnée; appétit bon. On est obligé de le nourrir et de le traiter comme un paralytique.

» Vers le neuvième jour, il essaya de s'asseoir dans un fauteuil, puis de se tenir debout et de faire quelques pas en étant soutenu. L'amélioration fut assez rapide, puisque le treizième jour après l'accident, il quitta l'hôpital en s'appuyant sur le bras de sa femme et d'une autre personne, et put ainsi péniblement gagner son foyer.

» Ce ne fut que deux mois après l'accident que le malade parvint à marcher seul, sans autre soutien que celui de sa canne, et à se servir des mains pour porter les aliments à la bouche. Depuis lors, l'amélioration s'accentua de jour en jour et le 4 février, le malade fut en état de venir me consulter à la Policlinique.

» Dès son entrée dans la salle des consultations, je remarque dans l'expression du visage un certain degré de fixité et d'égarement qui me fait songer immédiatement au masque caractéristique de la maladie de Parkinson. L'attitude des membres supérieurs est également particulière; les bras sont fléchis dans le coude et les mains largement ouvertes sont en quelque sorte étalées sur la poitrine. Les doigts sont en extension, écartés les uns des autres, et la phalange terminale est en hyperextension sur la seconde phalange. Je ne constate aucune espèce de tremblement.

» Chose importante, il existe par tout le corps et les quatre membres une raideur très accentuée, qu'on ne parvient à vaincre qu'au prix d'un grand effort. Cette raideur est complètement indépendante de la volonté du malade; elle entrave la liberté ou mieux l'instantanéité des mouvements sans qu'il existe de véritable paralysie. Quand on demande au malade de lever le bras ou de marcher, il s'exécute parfaitement et avec une facilité qui étonne, quand on songe à l'effort qu'il faut déployer pour plier passivement le poignet, fléchir les doigts, plier le genou..., en un mot pour changer l'attitude de ce corps, comme soudé ensemble. Cette grande raideur coexiste avec une exagération notable des réflexes rotuliens et périostés. A plusieurs reprises, mais pas constamment, nous avons obtenu le clonus du pied et celui de la rotule à gauche. En dehors de ces symptômes, plus rien à noter; pas d'atrophie musculaire, pas de troubles de la sensibilité; appétit bon, nutrition également. La vessie et le rectum fonctionnent normalement.

» L'attitude du tronc est normale; la marche est lente, plutôt traînante que spastique; la propulsion existe manifestement, puisque la femme nous dit qu'elle craint les chutes chaque fois que son mari descend les moindres pentes; elle a peine à le suivre, quand il précipite sa marche.

» Subjectivement, le malade accuse une sensation de malaise; il éprouve le besoin de changer de position. Ce sentiment de malaise ne le quitte même pas la nuit et l'empêche de dormir. Vingt fois par nuit, il sort de son lit et y rentre. Encore aujourd'hui, il lui est impossible de se retourner seul dans son lit ou d'y entrer ou d'en sortir sans le secours de sa femme. Il accuse une sensation de chaleur dans le dos et les reins, particulièrement à l'endroit contusionné. Le moral a également changé : le malade est devenu irritable, tant à cause de son incapacité au travail qu'à cause de son insuffisance fonctionnelle.

» A cette époque, le diagnostic restait en suspens : nous nous trouvions devant une névrose traumatique ayant certaines ressemblances avec les hystéries traumatiques chez l'homme, que M. Charcot a si magistralement décrites. Avant d'affirmer mon diagnostic de névrose de Parkinson, je voulais observer le tremblement caractéristique, symptôme presque pathognomonique et ne faisant que rarement défaut.

» Je prescrivis quinze paquets d'un gramme de sulfonal, afin de calmer les agitations de la nuit et procurer du sommeil, et demandai au patient de revenir dans un mois.

» Le malade nous revint le 4 mars. Les insomnies ont cédé au sulfonal, l'état général est bon; les réflexes sont moins exagérés; impossible d'obtenir le clonus du pied; mais la raideur des membres persiste toujours, surtout aux mouvements passifs.

» Chose capitale, le tremblement, qui n'existait pas il y a un mois, est aujourd'hui manifeste : à certains moments, il existe aux mains et aux pieds, surtout au pied droit. Le doute n'est plus possible : nous sommes en présence d'un cas de maladie de Parkinson, d'origine traumatique. »

IX. — TICS CONVULSIFS, ETC., TRAUMATIQUES.

Nous entendons, avec Guinon (1), sous le nom de « tics convulsifs », des mouvements convulsifs, habituels et conscients, résultant de la contraction involontaire d'un ou de plusieurs muscles du corps, et reproduisant, le plus souvent, mais d'une façon intempestive, quelque geste réflexe ou automatique de la vie ordinaire.

Ces tics convulsifs peuvent reconnaître pour cause un trauma-

(1) GUINON. In *Manuel de médecine*, de Debove et Achard, t. IV, p. 415.

tisme : « Émotions, frayeurs, TRAUMATISMES, dit Guinon (1), telles sont les causes le plus souvent invoquées par le malade. »

Ils se manifestent le plus fréquemment à la face et au cou, quelquefois aux membres et au tronc, sans s'accompagner jamais d'incoordination motrice vraie.

Les tics convulsifs d'origine traumatique ne présentant aucune différence symptomatologique avec ceux qui ont une origine quelconque, nous renvoyons le lecteur aux travaux de Charcot (2), Gilles de la Tourette (3), Guinon (4), etc., pour la description détaillée de ces phénomènes.

Enfin, il est probable que le traumatisme peut également provoquer l'apparition d'autres affections névrosiques, telles que : la maladie de Basedow, la tétanie, les migraines, le paramyoclonus multiplex, les spasmes et les impotences fonctionnelles.

Bouloy (5) admet le traumatisme comme agent promoteur du paramyoclonus multiplex; Hallion (6) le considère comme une cause possible des spasmes et des impotences fonctionnelles. « Dans certains cas, dit-il, une lésion banale du membre supérieur : contusion, périostite, etc., ou bien des altérations musculaires (myosites, névrites) ou circulatoires (artérite), paraissent être le point de départ de l'affection. »

Ces cas sont cependant plus rares que ceux que nous avons signalés précédemment.

Voici une observation de paramyoclonus multiplex d'origine traumatique :

OBSERVATION XXIII (INÉDITE).

Le sieur De B...., instituteur, a été victime de l'accident de chemin de fer de Groenendael. Les premiers jours, il n'a rien ressenti ; au bout de huit à dix jours, il a éprouvé de la céphal-

---

(1) GUINON. *Loc. cit.*, t. IV, p. 453.

(2) CHARCOT. *Leçons du mardi*, 1887, 1888 et 1889.

(3) GILLES DE LA TOURETTE. *Étude sur les affections nerveuses caractérisées par de l'incoordination motrice, etc.* (Arch. de neurol., 1885, nos 25 et 26.)

(4) GUINON. Article: *Tic convulsif*, du Dictionnaire encyclopédique des sciences médicales, et *Loc. cit.*

(5) BOULOY. *Manuel de médecine*, de Debove et Achard, p. 445.

(6) HALLION. *Manuel de médecine*, p. 474.

algie, de l'agitation. En même temps sont survenus dans le côté gauche du corps des mouvements convulsifs, spasmodiques, comme des secousses, plus prononcés au bras, beaucoup moins à la jambe, augmentant quand le malade est préoccupé. Le malade a présenté également quelques secousses dans le côté droit, mais beaucoup moins prononcées qu'à gauche. On lui a prescrit le bromure de potassium

Je le vois pour la première fois le 6 mars 1889 : il n'avait plus de céphalalgie ; il dormait la nuit, mais dans le sommeil, il avait des visions qui lui représentaient l'accident ; il se réveillait alors en sursaut. Il pouvait rester debout et marcher les yeux fermés ; sa sensibilité ainsi que les réflexes rotuliens étaient normaux.

Je constatai des secousses musculaires qui étaient surtout violentes dans les muscles entourant l'omoplate.

Je lui prescrivis une infusion de valériane de 50 grammes avec 3 grammes d'extrait de valériane, 30 grammes de sirop et 3 grammes d'éther, ainsi que les pilules suivantes :

R.   Extrait belladon. . . . . 80 centigrammes.
      Oxyd. zinc . . . . 2 grammes.
      Ut f. sec. art. pil. n° XL.

Le 9 mars, je lui prescrivis de plus une cuillerée tous les soirs de la potion suivante :

R.   Chlorh. morph. . . . . 6 centigrammes.
      Hydrat. chloral. . . . . 9 grammes.
      Syr. sacc. 40   —
      Aq. distill. 60   —

De plus, le malade se rendit à la campagne.

Le 21 mars, le sommeil était plus calme, les secousses musculaires moins fréquentes, mais il avait de violents maux de tête. Je lui prescrivis les pilules suivantes :

R.   Extrait bellad. . . . . 1 gramme.
      Extrait valérian. . . . . }
      Oxyd. zinc. . . . . } aa 3 grammes.
      Ut f. sec. art. pil. n° L.
      A prendre trois fois par jour.

Avec chaque pilule, il devait prendre un granule d'aconitine d'un milligramme, et tous les soirs deux cuillerées de la potion suivante :

R.   Chlorh. morph . . . .   5 centigrammes.
     Hydrat. chloral . . . .   12 grammes.
     Syr. sacc.   80   —
     Aq. dist.   100   —

Le 9 avril, les secousses musculaires continuaient, mais avec moins de force ; elles augmentaient par les émotions. Le sommeil était interrompu par des réveils dans lesquels il sentait son esprit comme tendu ; il pensait alors généralement à son accident, quelquefois cependant aussi à d'autres événements fâcheux, par exemple à sa sœur qui a perdu deux enfants. Il ne savait plus écrire parce que sa main tremblait quand il voulait le faire. Les mouvements du bras provoquaient ou augmentaient les secousses ; il avait des palpitations et par moments des maux de tête violents, comme si on allait lui fendre le crâne. Il avait des vertiges quand il se baissait ; sa sensibilité et ses réflexes étaient normaux. Je lui fis les prescriptions suivantes :

R.   Bromur. kali . . . .   12 grammes.
     Syr. sacc.   30   —
     Aq. fontis   150   —
Une cuillerée toutes les deux heures.

R   Extrait belladon. . . . .   1gr,50.
    Oxyd. zinc. . . . .   3 grammes.
    Ut f. sec. art. pil. n° LX.
Trois par jour.

R.   Chlorh. morph. . . . .   12 centigrammes.
     Hydrat. chloral . . . .   12 grammes.
     Syr. sacc.   80   —
     Aq. distill.   100   —
Deux cuillerées tous les soirs.

Le 2 mai, les nuits étaient plus calmes, les secousses musculaires avaient beaucoup diminué, mais les maux de tête et les palpitations persistaient. Je continuai le bromure et le chloral associé à la morphine et je lui fis prendre par jour trois granules de 1 milligramme d'hyoscianine.

Le 28 mai, les secousses musculaires ne se produisaient plus que dans les muscles de l'omoplate ; elles étaient beaucoup moins fortes et moins fréquentes. Les maux de tête avaient disparu ; le malade se plaignait de douleurs dans le dos, surtout à gauche ; les apophyses épineuses des six dernières vertèbres dorsales et les gouttières vertébrales correspondantes étaient douloureuses à la pression. Le sommeil était bon.

Je lui ordonnai une potion de 180 grammes avec 8 grammes de bromure de potassium.

Je l'ai vu pour la dernière fois en décembre 1890 ; les secousses musculaires avaient beaucoup diminué, mais se produisaient encore par moments dans l'omoplate. Quand le malade voulait s'appliquer à quelque chose, il se fatiguait vite et il avait été obligé de renoncer à sa profession d'instituteur.

Simulation, exagération.

La question de la simulation et de l'exagération des symptômes des névroses traumatiques présente une importance capitale au point de vue médico-légal. Beaucoup d'individus, victimes d'accidents de chemin de fer ou de traumatismes professionnels, réclament des dommages-intérêts ; ils peuvent dès lors être suspectés de chercher à tromper les experts.

Les auteurs ne sont pas d'accord sur la fréquence de la simulation : Strümpell et Schültze [1] la croient rare ; Steinen [2] émet une opinion analogue ; il l'a rencontrée dans 5 % des cas qu'il a observés ; Hoffmann [3] la croit plus fréquente ; sur vingt-quatre cas, il a vu huit fois la simulation complète et quatre fois l'exagération ; Schültze [4], de Bonn, la croit commune ; Oppenheim [5] estime qu'elle n'existe que dans 4 % des cas ; Seeligmuller [6]

(1) SCHÜLTZE. *Loc. cit.*

(2) STEINEN. *Railway surgery.* Saint-Louis, 1890.

(3) HOFFMANN. *Berliner klin. Wochenschrift,* 1890. (*Sammlung klin. Vorträge,* n° 17.)

(4) SCHÜLTZE. *Rapport au Congrès de Berlin,* in *Semaine médicale,* 1890.

(5) OPPENHEIM. *Loc. cit.*

(6) SEELIGMULLER. *Deutsche Wochenschrift,* 1890.

croit qu'elle existe dans le quart des cas ; Bouveret (1) pense que la simulation complète est fort rare et ne constitue qu'une très minime exception ; il croit l'exagération bien plus fréquente ; il explique cette dernière moins par le désir d'obtenir une très grosse indemnité que par un état mental particulier du patient.

Blum (2) est d'avis que le malade exagère plutôt qu'il ne simule, cela dans le but d'obtenir une grosse indemnité. Nous nous rallions à l'avis de Bouveret et de Blum ; nous croyons la simulation complète très rare, mais nous pensons que l'exagération est fréquente. Dans le cas de simulation complète, il est évident que l'individu traumatisé n'a en vue que l'obtention d'une indemnité, mais l'exagération peut aussi bien avoir pour cause l'état cérébral particulier signalé par Bouveret.

Comment le médecin-expert pourra-t-il se mettre à l'abri de la simulation et de l'exagération ?

La simulation complète ne pourrait être exécutée que par un individu connaissant la question des névroses traumatiques ; ce n'est pas un obstacle pour un homme résolu qui préparerait son plan d'avance en consultant des ouvrages de médecine. S'il a bien étudié la question, nous croyons qu'il sera très difficile de déjouer la simulation.

Vibert déclare, au contraire, que « cette tentative de simulation a bien peu de chance de réussir auprès d'un médecin, surtout si celui-ci a une certaine habitude des examens de ce genre. Les symptômes cérébraux, dit-il (3), qui peuvent se manifester à la suite des accidents que nous étudions, ne sont pas quelconques ; ils ont, au contraire, des caractères spéciaux et forment un ensemble particulier dont un simulateur ne peut décrire les traits principaux. Plusieurs de ces traits sont d'ailleurs assez difficiles à reproduire : les accès de désespoir, l'expression morne, l'attendrissement et les larmes pour certains motifs futiles ne pourraient être imités exactement que par un comédien hors ligne qui aurait eu un bon modèle sous les yeux. »

Mais s'il a étudié la question, il pourra parfaitement reproduire tous ces phénomènes qui ne sont, du reste, pas constants.

Nous soutenons qu'un individu intelligent, préparant son plan

<hr>

(1) Bouveret. *Loc. cit.*, p. 317.
(2) Blum. *Loc. cit.*, p. 144.
(3) Vibert. *Loc. cit.*, p. 52.

d'avance, pourra simuler presque toutes les formes de névroses traumatiques de manière à tromper l'expert le plus habile. Cela veut-il dire que nous considérions cette simulation complète comme fréquente? Nullement; elle doit être fort rare et ne nécessite certes pas, comme le croit Seeligmuller, la création d'établissements spéciaux pour y soumettre à un examen rigoureux les blessés qui réclament des indemnités.

Dans tous les cas, il faut interroger le malade de façon à ne pas lui suggérer les réponses, il faut s'efforcer de déjouer la simulation en insistant sur des symptômes qui ne doivent pas exister et en ne parlant qu'indirectement des phénomènes capitaux. Il faut encore pratiquer les examens à l'improviste, les renouveler, prendre des renseignements auprès des étrangers qui ont l'occasion d'observer journellement le malade.

Si la simulation complète n'est pas toujours facile à déjouer, il est encore bien plus difficile de reconnaître l'exagération.

Vibert avoue qu'il est peu aisé de reconnaître l'exagération; cependant il fait remarquer que jamais, chez les malades qu'il a observés, les troubles intellectuels, les symptômes purement subjectifs, que l'on ne peut ni contester ni mesurer, n'ont acquis une haute gravité sans qu'il existât en même temps d'autres symptômes objectifs, des désordres de la santé générale, dont la constatation est facile. « On est donc en droit, dit-il [1], de soupçonner l'exagération quand il y a une disproportion très marquée entre ces deux groupes de symptômes. »

Si cette remarque est fondée quand il s'agit de névroses traumatiques graves et anciennes, elle ne s'applique nullement aux névroses pures ni aux débuts des névroses graves avec commotion.

C'est pourquoi nous croyons qu'il sera le plus souvent impossible de reconnaître l'exagération.

[1] VIBERT. *Loc. cit*, p. 54.

CHAPITRE VI.

DIAGNOSTIC.

Le diagnostic des névroses traumatiques peut donner lieu à de sérieuses difficultés : nos observations I, II et III montrent clairement la différence des appréciations lorsqu'il s'agit de dire si l'on a affaire à une névrose pure ou à des troubles nerveux consécutifs à une lésion organique.

Afin de mettre de l'ordre dans notre étude diagnostique, nous reprendrons successivement les diverses formes symptomatologiques admises précédemment.

A. Névrose traumatique grave avec commotion et lésions organiques probables.

Cette affection se caractérise, comme nous l'avons vu, par des troubles intellectuels, sensitifs, moteurs et généraux. Ce sont les troubles intellectuels qui prédominent : céphalalgie, vertiges, insomnies, changement de caractère, confusion des idées, difficulté au travail, diminution de la mémoire et de l'attention, émotivité extraordinaire. Les phénomènes sensitifs sont importants : ce sont des fourmillements, des douleurs, etc.; l'anesthésie est exceptionnelle. Les troubles de la motilité sont : des tremblements, des secousses et quelquefois des accès épileptiformes; la parole est lente, saccadée, la force musculaire amoindrie, la marche difficile; les paralysies sont très rares Les troubles de la santé générale sont presque constants : ce sont la dyspepsie, l'oppression, les vomissements, les nausées, la constipation..Le pouls est le plus souvent rapide et petit, les fonctions génitales sont amoindries. Enfin, au bout d'un certain temps survient la cachexie. Si l'on compare ce tableau symptomatologique à celui de la neurasthénie, on voit qu'il est absolument impossible de différencier, au début, les troubles nerveux traumatiques avec lésions organiques probables de la neurasthénie traumatique pure.

De là les différences d'appréciation fréquentes lorsqu'il s'agit de procès relatifs aux névroses traumatiques (voir observations I, II et III).

Bouveret croit que l'on pourra le plus souvent reconnaître l'existence d'une lésion organique. Voici, d'après cet auteur, les symptômes en rapport constant avec les lésions d'origine traumatique :

1° La névrite optique et l'atrophie de la papille ;

2° Les troubles graves de la vessie, la rétention et l'incontinence permanentes ;

3° La paralysie d'un ou de plusieurs nerfs craniens ;

4° L'inexcitabilité de la pupille à la lumière ;

5° Le caractère atrophique des paralysies avec perte de l'excitabilité faradique et réaction de dégénérescence ;

6° L'augmentation progressive de la faiblesse générale ;

7° L'exagération considérable des réflexes tendineux.

« Lorsque tous ces signes font défaut, dit l'auteur (1), on peut assez sûrement conclure à la nature purement fonctionnelle des troubles nerveux, et le blessé qui présente des symptômes spéciaux et cérébraux est très probablement atteint d'hystéro-neurasthénie traumatique. »

Tous ces symptômes sont suffisants pour écarter du groupe des névroses traumatiques les cas de lésions grossières du système nerveux ; mais permettent-ils de reconnaître les lésions superficielles et diffuses, la méningo-encéphalo-myélite consécutive à la commotion des centres nerveux? Certes non : car même dans les observations de troubles nerveux graves, dont l'évolution lente et progressive permet de diagnostiquer sûrement, longtemps après l'accident, des lésions organiques des centres nerveux, ces symptômes manquent.

Dans l'observation suivante, les troubles nerveux dus à la commotion se sont accentués jusqu'à la mort, sans que l'on ait observé ces signes.

(1) BOUVERET. *Loc. cit.*, p. 915.

OBSERVATION XXIV. (VIBERT, obs. XIV, p. 105.)

Accident de cheval. Commotion de l'encéphale. Troubles cérébraux graves développés tardivement. Mort.

« M. D.... était, en 1870, capitaine d'état-major; il était bien constitué, vigoureux et jouissait d'une très bonne santé. Au mois d'avril 1870, son cheval, qui allait au grand trot, s'arrêta brusquement; M. D...., excellent cavalier, se maintint en selle par un effort énergique, mais la tête et le tronc furent cependant projetés très violemment en avant. M. D.... perdit immédiatement connaissance, s'affaissa et tomba de son cheval dans les bras de personnes accourues à son secours; d'après ce qui lui a été affirmé ensuite par les spectateurs, sa tête n'a pas heurté le sol; elle ne portait du reste pas trace de la plus légère blessure. M. D.... resta un mois entier sans connaissance, après quoi il se rétablit assez rapidement, et complètement, dit-il. Il put faire toute la campagne de 1870 et une partie de la campagne contre la Commune de Paris. Mais déjà à ce moment il présentait des troubles cérébraux consistant surtout en de la diminution de la mémoire et de la confusion des idées à certains moments seulement. Il oubliait les ordres reçus ou donnés, était quelquefois incapable de commander, et il fut obligé de donner sa démission en juin ou juillet 1871. Peu de temps après, la marche commença à devenir difficile et il se développa d'autres troubles de la santé.

» J'ai été appelé à soigner M. D.... en 1881. A cette époque, il était dans l'état suivant, qui était resté à peu près le même, parait-il, depuis plusieurs années.

» L'intelligence n'est troublée qu'en ce sens, que toute application prolongée est devenue impossible. M. D.... lit avec intérêt les journaux et les revues, tient exactement ses comptes, peut même se livrer à quelques travaux de critique d'art et d'histoire; mais il doit s'interrompre très fréquemment; s'il continue trop longtemps son travail, les idées deviennent confuses, il a mal à la tête et éprouve un grand malaise général. Le bruit, la vue de nombreux objets en mouvement, la grande lumière, sont pénibles; la mémoire est notablement diminuée.

» La marche est très difficile; M. D.... soulève à peine les pieds du sol; il avance très lentement, ne fléchissant que très peu les genoux; au bout de peu de temps il est obligé de s'arrêter; s'il essaye de continuer, il est pris de vertiges, d'une violente douleur à la partie postérieure du crâne (au cervelet, dit-il), de confusion des idées et d'un grand malaise. Les secousses de la voiture produisent le même effet; il ne peut voyager qu'en chemin de fer ou en tramway.

» Les mouvements du tronc sont également difficiles; le malade a beaucoup de peine à s'asseoir, à se lever ou à se baisser. Nulle part il n'y a de points douloureux spontanément ou à la pression. La sensibilité est partout intacte. Les mouvements réflexes des membres inférieurs paraissent un peu amoindris, ainsi que le réflexe rotulien. Jamais il n'y a eu de paralysie localisée, d'attaques convulsives ni de pertes de connaissance. De temps à autre, et parfois sans cause appréciable, pendant la nuit par exemple, M. D.... est pris d'un grand malaise qu'il ne peut définir exactement; il y a de l'angoisse, du trouble des idées, des douleurs de la tête; il croit qu'il va mourir. Cet état dure de un quart d'heure à deux heures.

» L'appétit est irrégulier; la constipation habituelle; jamais de vomissements. La miction se fait bien.

» J'ai soigné M. D... presque jusqu'à sa mort, survenue en 1886. Son état est resté longtemps stationnaire, en dépit de diverses médications, notamment de l'iodure de potassium longtemps continué. Vers la fin de 1885, j'ai constaté un bruit de souffle intense au second temps et à la base, avec le pouls de l'insuffisance aortique. Cette affection, qui a persisté définitivement, s'était développée rapidement, car j'auscultais souvent le malade. Quelques mois avant la mort, M. D.... a commencé à tousser; bientôt on entendit sur presque toute l'étendue des deux poumons, surtout en arrière, de nouveaux râles crépitants fins, analogues aux râles de retour de la pneumonie. Je n'ai pas assisté aux derniers moments du malade, mais j'ai su que la toux avait beaucoup augmenté, sans être jamais accompagnée que d'une expectoration très peu abondante. »

Blum est moins affirmatif que Vibert: « Faut-il, dans l'état actuel de la science, essayer de faire le diagnostic de la commotion de la moelle et de l'hystéro-traumatisme? Nous penchons pour l'affirmative, sans qu'il soit toujours possible de résoudre le problème (1). »

Le diagnostic médico-légal devant, la plupart du temps, être posé au début de l'affection, on comprend qu'il est le plus souvent impossible, d'après les symptômes que l'on observe, de reconnaître la nature organique ou fonctionnelle de l'affection.

Il est certain que les lésions diffuses se développant consécutivement à la commotion des centres nerveux, présentent une marche progressive et envahissante, amenant ensuite le dépérissement et la cachexie; mais l'expert peut-il observer son malade pendant dix ans avant de faire son rapport?

Le meilleur moyen de se rendre compte de l'état du malade est encore de se baser sur l'étiologie de son affection : n'a-t-il été soumis à aucune commotion violente, l'affection sera sûrement fonctionnelle; au contraire, a-t-il été violemment projeté, secoué,

(1) Blum. Loc. cit., p. 155.

commotionné, les troubles nerveux consécutifs seront *souvent* de nature organique. Souvent, mais non pas toujours : il existe des cas dans lesquels une violente commotion n'a provoqué qu'une névrose pure.

Il n'y a donc que des probabilités pour nous aider à diagnostiquer les lésions organiques diffuses consécutives aux traumatismes. On ne peut bien souvent arriver à certifier leur existence qu'en observant l'évolution de la maladie pendant fort longtemps.

B. **Névrosés traumatiques pures**.

Un élément important du diagnostic des névroses traumatiques pures est fourni par la nature du traumatisme qui, ainsi que nous l'avons dit, agit plutôt par choc moral ou par voie réflexe que par choc physique. Pour les névroses traumatiques pures, il n'existe plus aucun rapport d'intensité entre le traumatisme et les troubles nerveux ; il en résulte que si, dans un cas donné, on voit apparaître des perturbations nerveuses consécutivement à un traumatisme léger, on pourra sûrement diagnostiquer une névrose traumatique pure sans lésion organique.

I. — HYSTÉRIE TRAUMATIQUE LOCALE.

On sait que dans cette variété de névrose traumatique il n'existe que des symptômes locaux de l'hystérie ; le diagnostic ne peut donc se baser sur la recherche des stigmates, il doit reposer uniquement sur l'examen approfondi de la manifestation névrosique locale.

L'hystérie traumatique locale se manifeste par des paralysies flasques, des paralysies avec contractures et des arthralgies.

a. *Paralysies flasques*. — La paralysie traumatique est la plus fréquente des manifestations locales de l'hystérie se montrant à la suite des traumatismes. Il importe de ne pas la confondre avec certaines affections organiques du système nerveux. Un observateur superficiel pourrait croire à une névrite ; or, dans la névrite, la paralysie et l'anesthésie qui l'accompagne présentent des caractères tout différents de ceux de la paralysie hystérique. Dans la névrite, la paralysie frappe les membres innervés par un nerf moteur ; dans la paralysie hystérique, elle procède par segments de membre ; de même, dans la première, l'anesthésie correspond à la distribution du nerf malade ; dans la seconde, elle se limite par une ligne circulaire non en rapport avec les terminaisons nerveuses.

Cette anesthésie est complète pour le sens musculaire, la chaleur, la piqûre, le chatouillement chez les hystériques ; dans la névrite, la sensibilité est diminuée : il y a abolition de la douleur provoquée en même temps que douleur spontanée et persistance de la sensibilité profonde.

Les réactions électriques sont normales dans la paralysie hystérique ; elles sont altérées dans la névrite ; les réflexes sont abolis dans la première ; ils sont normaux ou exaltés dans la seconde. En se basant sur l'examen de toutes ces particularités, nous croyons qu'il sera toujours possible de différencier la paralysie flasque hystérique d'une névrite.

Mais ne pourrait-on pas encore confondre la paralysie hystérique avec une myélite? Non, car il y aurait alors des atrophies musculaires considérables, des troubles trophiques certains, tels que des eschares, l'abolition des réflexes, des troubles graves de la nutrition et de la défécation ; ou bien encore, si la myélite siège au renflement lombaire, une paraplégie spasmodique avec exagération des réflexes tendineux et trépidation spinale, etc.

Reste enfin l'hypothèse d'une lésion cérébrale. Une hémiplégie hystérique peut-elle être prise pour une hémiplégie cérébrale? Le signe différentiel le plus caractéristique de ces deux affections est que dans la première il n'y a jamais de paralysie faciale, laquelle ne manque jamais dans la seconde : il peut certes y avoir une déviation de la face et de la langue dans l'hémiplégie hystérique, mais cette déviation est due à un spasme glosso-labial bien différent de la véritable paralysie faciale. De plus, l'hémianesthésie organique n'atteint pas le sens musculaire comme l'hémianesthésie hystérique.

Les paralysies saturnines et alcooliques se caractérisent par l'altération de la contractilité électrique qui n'existe jamais dans la paralysie hystérique.

Les paralysies consécutives aux maladies aiguës, les paralysies syphilitiques et rhumatismales se distinguent assez facilement par l'examen des phénomènes existants et des commémoratifs.

b. *Paralysies avec contractures.* — La contracture hystérique pourrait être confondue avec une rigidité musculaire dépendant d'une myosite. Dans ces cas, on trouve presque toujours une contusion violente, une plaie, avec section plus ou moins complète des nerfs, réaction de dégénérescence et changement de la coloration de la peau. Cette myosite présente un aspect franchement inflammatoire qui la distingue nettement de la contracture hystérique.

On pourrait encore confondre la contracture hystérique avec celle de Volkmann (1), qui s'observerait à la suite des troubles de la circulation artérielle, provenant de l'application d'un bandage trop serré; pour Volkmann et Leser (2), cette contracture résulterait de l'ischémie du membre et serait comparable à la rigidité qué produit la ligature de l'artère principale d'un membre. Charcot (3) a fait remarquer que cette contracture ischémique n'est que le diminutif de la rigidité cadavérique.

Cette contracture ischémique se distingue nettement de la contracture hystéro-traumatique :

1° Parce que, dans la première, les réactions électriques sont profondément modifiées, tandis que dans la seconde elles sont à peu près normales ;

2° Parce que la première ne se résout pas pendant le sommeil chloroformique, tandis que la seconde disparaît sous l'influence de cette anesthésie.

La contracture hystéro-traumatique ressemble plus à celle qui se montre à la suite des lésions cérébrales entraînant la dégénération secondaire du faisceau pyramidal. Toutes deux, en effet, portent à la fois sur les groupes musculaires antagonistes (fléchisseurs et extenseurs), toutes deux aussi se résolvent par la chloroformisation. Cependant, la première est plus marquée, elle persiste pendant le sommeil normal, elle s'accompagne de troubles profonds de la sensibilité, tandis que la seconde est moins forte, elle diminue pendant le sommeil et même plusieurs heures après le réveil, elle ne présente pas une anesthésie aussi complète.

c. *Arthralgies.* — L'arthralgie hystéro-traumatique ressemble

(1) VOLKMANN. *Die ischoemischen Muskellahmungen, etc. (Centralbl. f. Chir.,* 1884, n° 51.)

(2) LESER. *Untersuchungen über ischoemischen Muskelcontr., etc.* Leipzig, 1884.

(3) CHARCOT, in *Progrès. méd.,* 23 octobre 1886.

souvent à s'y méprendre à une lésion grave de l'articulation. Il faudra tout d'abord étudier l'évolution de la maladie qui, dans le cas d'arthralgie, succède assez rapidement à un traumatisme insignifiant. On constatera ensuite que la chloroformisation résout la contracture hystérique, que les surfaces articulaires glissent sans bruit ; on remarquera l'hyperesthésie cutanée limitée par une ligne régulière qui circonscrit un segment de membre.

En examinant attentivement le malade, il sera possible, dans la plupart des cas, de différencier l'arthralgie hystéro-traumatique des arthrites graves.

II. — HYSTÉRIE TRAUMATIQUE GÉNÉRALE.

L'exposé symptomatique que nous avons fait de l'hystérie traumatique générale suffit à montrer la facilité avec laquelle on diagnostiquera cette affection. Comme pour l'hystérie vulgaire, on recherchera les stigmates et les symptômes bien connus de la névrose.

III. — HYSTÉRIE TRAUMATIQUE LOCALE ET GÉNÉRALE.

Cette variété de névrose traumatique n'étant que la combinaison des deux précédentes, son diagnostic reposera sur la constatation des particularités des deux autres.

IV. — NEURASTHÉNIE TRAUMATIQUE.

En tout semblable à la neurasthénie vulgaire, la neurasthénie traumatique doit se reconnaître par la constatation des stigmates et des symptômes inhérents à toute neurasthénie.

Certes, si l'on appelle neurasthénie tous les cas de troubles complexes du système nerveux survenant à la suite des traumatismes, le diagnostic sera facile ; mais si l'on veut approfondir la question et différencier cette névrose des perturbations nerveuses reconnaissant comme cause essentielle une lésion organique des centres nerveux, la tâche sera pénible. Nous avons insisté sur ce point à propos du diagnostic des névroses traumatiques graves ; nous avons montré qu'il est souvent impossible, au début, de savoir s'il s'agit d'une neurasthénie pure ou d'une inflammation diffuse des centres nerveux.

Plus tard, lorsque la maladie aura eu le temps d'évoluer, on pourra peut-être poser un diagnostic certain, en se basant sur l'évolution progressive des lésions diffuses des centres nerveux qui amènent à leur suite le dépérissement et la cachexie.

Le signe diagnostique le plus certain réside encore dans la nature du traumatisme : s'il n'y a pas eu commotion, l'affection est sûrement fonctionnelle ; s'il y a eu ébranlement violent, il est probable que la maladie reconnaît comme point de départ une lésion superficielle et diffuse des centres nerveux.

Comme pour la névrose traumatique grave, il n'y a que des probabilités qui puissent nous aider à diagnostiquer avec assurance la neurasthénie traumatique pure ; ce n'est souvent qu'en observant l'évolution de la maladie que l'on arrive à certifier son existence.

V. — HYSTÉRO-NEURASTHÉNIE TRAUMATIQUE.

Nous avons vu que l'hystérie traumatique est généralement d'un diagnostic facile ; qu'au contraire la neurasthénie traumatique ne peut souvent pas être différenciée des troubles nerveux dépendant d'une commotion cérébro-spinale avec lésion diffuse des centres nerveux. On comprend, dès lors, que le diagnostic de l'hystéro-neurasthénie traumatique, qui n'est que la combinaison des deux affections précédentes, est presque impossible à poser.

Tout ce que nous avons dit à propos du diagnostic de la neurasthénie traumatique se rapporte à celui de l'hystéro-neurasthénie traumatique : aucun signe précis ne permet de différencier cette dernière affection de ce que nous avons appelé la névrose traumatique grave. Les deux facteurs les plus importants sont encore l'évolution de la maladie et la nature du traumatisme. Dans le cas d'hystéro-neurasthénie traumatique, la maladie ne présente généralement pas une marche aussi envahissante que lorsqu'il existe une inflammation diffuse des centres nerveux ; le traumatisme initial est léger dans le premier cas, tandis que dans le second il est violent et s'accompagne d'une forte commotion.

Ici encore le diagnostic précis est difficile, presque impossible au début ; ce n'est pas une raison pour esquiver les difficultés en englobant sous la dénomination trop large d'hystéro-neurasthénie traumatique tous les troubles nerveux graves consécutifs aux traumatismes.

Avouons notre ignorance, ne la voilons pas par un terme vague, dont l'inexactitude ne peut qu'amener une profonde confusion.

VI. — Chorée traumatique.

Le diagnostic de la chorée traumatique est en général facile ; en effet, l'apparition des symptômes ordinaires de la chorée, soit immédiatement, soit assez longtemps après un traumatisme, permettra de l'affirmer. Cette affection n'ayant de spécial que son étiologie, nous ne croyons pas devoir insister sur l'étude de son diagnostic, qui ne diffère en rien de celui de la chorée vulgaire.

VII. — Épilepsie, maladie de Parkinson, tics convulsifs, etc., traumatiques.

La même remarque est applicable à l'épilepsie, à la maladie de Parkinson, aux tics convulsifs et probablement aussi à la maladie de Basedow, à la tétanie, aux migraines, au paramyoclonus multiplex, avec spasmes et impotences fonctionnelles d'origine traumatique. Toutes ces affections névrosiques restent ce qu'elles sont habituellement ; elles ne doivent être mentionnées ici que parce qu'elles peuvent reconnaître une origine traumatique.

CHAPITRE VII.

PRONOSTIC.

Le pronostic des accidents nerveux présente une importance capitale au point de vue médico-légal ; les experts chargés d'examiner l'individu réclamant une indemnité pour incapacité de travail survenue à la suite d'un accident, devront déterminer le pronostic de l'affection et sa durée probable.

Ces points présentent de très grandes difficultés et les experts émettent souvent des opinions opposées.

Les auteurs sont, en effet, loin d'être d'accord sur le pronostic des troubles nerveux graves consécutifs aux traumatismes.

Erichsen considère le pronostic comme très grave ; Vibert émet une opinion analogue. « L'observation semble bien montrer, dit-il (1), que le pronostic est des plus mauvais. Des malades que j'ai observés, l'un est mort au bout de longues années, après un enchaînement régulier de symptômes ayant leur point de départ dans l'accident qu'il avait subi ; un autre est devenu aliéné et s'est suicidé en se jetant par une fenêtre ; deux autres étaient, deux ans après l'accident, gravement malades et incapables de vaquer à aucune occupation. Quant aux autres, il m'a été impossible de savoir ce qu'ils étaient devenus.... ; toutefois, si d'une manière générale le pronostic est grave, il ne peut toujours être formulé avec exactitude dans tel ou tel cas particulier. Il faudrait pour cela que l'on sache si l'on est bien réellement en présence de lésions cérébrales ou névrosiques, et si ces lésions doivent rester stationnaires ou suivre une marche envahissante ; or, c'est là un point souvent fort délicat.....

» Il est des cas où le pronostic peut être considéré sans hésitation

____

(1) Vibert. *Loc. cit.*, p. 49.

comme mauvais. Ce sont d'abord ceux où les symptômes sont
très accentués, où les troubles des fonctions cérébrales sont à la
fois multiples et profonds ; la tristesse sans motif, l'angoisse,
l'émotivité, le changement de caractère ont au moins autant d'importance à cet égard que la diminution de la mémoire ou la confusion des idées. L'amaigrissement, la perte des forces, le vieil-
lissement rapide, le désordre des grandes fonctions accompagnent
presque toujours en pareils cas des symptômes purement cérébraux, la fièvre est fréquente aussi. Si les troubles, sans être
encore parvenus à un haut degré, se sont développés tardivement,
après une période de quelques semaines, pendant laquelle la
santé semblait intacte, le pronostic est également mauvais ; il en
est de même si, en même temps que des désordres intellectuels
encore assez légers, il y a quelques symptômes indiquant nettement une lésion en un point localisé de l'encéphale, comme une
contracture ou une paralysie, du strabisme, etc. Dans tous ces cas,
il n'y a guère à espérer d'amélioration sérieuse et durable, et le
statu quo est à peu près l'éventualité la plus favorable qu'on puisse
prévoir.

» A côté de ces cas, il en est d'autres où les symptômes sont à la
fois moins nets et moins graves, bien que se prolongeant au delà
de la durée qu'ils ont ordinairement quand ils doivent disparaître
définitivement.

» On se demande alors si l'on est en présence d'une lésion encéphalique évoluant lentement, à demi silencieusement, ou bien s'il
s'agit d'individus chez lesquels la violente émotion, ressentie au
moment de l'accident, jointe à un ébranlement encéphalique non
accompagné de lésions, ont peut-être, en raison d'une prédisposition antérieure, amené ces manifestations cérébrales dont la
guérison définitive peut encore être obtenue. Je ne connais pas
de moyen de résoudre cette question, et j'ai dû, plus d'une fois, à
l'occasion d'expertises de cette nature, avouer mon impuissance à
porter un pronostic..»

Oppenheim (1) considère également le pronostic des névroses
traumatiques comme grave : sur trente-trois cas, il a vu six amé-
liorations et pas de guérisons complètes ; Obersteiner (2) a observé

(1) OPPENHEIM. *Loc. cit.*
(2) OBERSTEINER. *Wiener med. Jahrb.*, 1879.

vingt morts sur vingt-sept cas ; Hodges (1) a vu douze fois la guérison sur vingt et un cas.

Bouveret (2) considère le pronostic de la neurasthénie et de l'hystéro-neurasthénie traumatiques comme fâcheux, tandis qu'il croit celui de l'hystérie traumatiques beaucoup moins grave. Ce qu'il appelle « pronostic fâcheux », c'est que ces affections sont rebelles aux traitements, brisant la vie du patient : « En général, dit-il, la vie n'est pas compromise et la durée n'en est pas diminuée du fait de la névrose elle-même..., mais ce qui fait la gravité de l'hystéro-neurasthénie traumatique, c'est la ténacité des symptômes nerveux, qu'il est difficile d'améliorer, plus difficile encore de guérir. »

Blum considère le pronostic de l'hystéro-neurasthénie traumatique comme peu grave : « Aussi le pronostic est-il relativement favorable, dit-il (3), en ce sens que les phénomènes morbides disparaissent en général au bout d'un temps plus ou moins long..., tous les auteurs sont d'accord pour dire que l'existence des phénomènes neurasthéniques ne compromet en aucune façon la durée de la vie. En général, les blessés peuvent reprendre complètement leurs occupations. Exceptionnellement, ils sont plus fatigables, plus impressionnables et moins aptes à se livrer à leurs occupations habituelles. »

Judd (4) considère aussi le retour à la santé comme la règle : il dit avoir guéri vingt-six blessés déclarés incurables.

Davidson, Murphy, Price et Kemondino (5) disent n'avoir pas rencontré un cas qui ne se soit terminé par la guérison une fois le procès jugé. Page (6) émet une opinion analogue.

Berbez, n'envisageant que les accidents hystéro-traumatiques, pense que le pronostic n'en est pas toujours favorable : « Le pronostic général des accidents hystéro-traumatiques, dit-il (7), sans être trop sombre, doit toujours être réservé. Il est impossible, en pareil cas, de se prononcer d'une façon absolue. Une de nos

---

(1) HODGES, cité par WIEHMANN.
(2) BOUVERET. *Loc. cit.*, p. 236.
(3) BLUM. *Loc. cit.*, pp. 105 et 164.
(4) JUDD, cité par BLUM. *Loc. cit.*, p. 107.
(5) DAVIDSON, MURPHY, KEMONDINO, cités par BLUM. *Loc. cit.*, p. 107.
(6) PAGE. *Loc. cit.*
(7) BERBEZ. *Loc. cit*, p. 118.

malades, dont l'observation suit, devint folle et dut être transférée dans une des sections d'aliénés de la maison. »

Patricopoulo, s'occupant de la neurasthénie traumatique, dit (1) : « Le pronostic de la neurasthénie traumatique est grave, car on ne sait jamais comment la maladie se terminera. Par elle-même, elle ne met pas la vie en danger, elle ne frappe aucun organe dans son intégrité organique, et par suite ne menace pas l'existence. Mais elle met le malade dans l'impossibilité presque absolue de subvenir à ses besoins et en fait un véritable infirme. »

On le voit, les auteurs ont des opinions bien différentes en ce qui concerne le pronostic des névroses traumatiques ; ces divergences proviennent de la confusion que l'on se plaît à répandre sur l'étude de ces affections. Si, en effet, l'on envisage comme hystéro-neurasthénie traumatique tous les cas dans lesquels un traumatisme donne naissance à un ensemble de troubles nerveux ne rappelant pas des lésions grossières du système cérébro-spinal, on devra déclarer que le pronostic des névroses traumatiques est des plus variables, tantôt très grave, la mort pouvant s'ensuivre, tantôt, au contraire, très bénin, la guérison étant rapide et complète.

Mais si l'on veut bien admettre les distinctions que nous avons établies précédemment à propos de la symptomatologie et du diagnostic des névroses traumatiques, on verra que le pronostic de ces affections se précise beaucoup mieux et se base sur la nature même des troubles nerveux.

Reprenons successivement les diverses formes de troubles nerveux traumatiques que nous avons étudiées précédemment.

A. Névrose traumatique grave avec commotion et lésions organiques probables.

Le pronostic des accidents nerveux consécutifs à un traumatisme avec commotion présente une grande gravité pour peu qu'il y ait lésion organique. On comprend que la méningo-encéphalomyélite chronique et diffuse, que l'on peut considérer comme la lésion type appartenant à ces cas, ne guérit presque jamais ; elle

(1) Patricopoulo. *Loc. cit.*, p. 35.

peut s'arrêter exceptionnellement, mais il faut reconnaître que dans l'immense majorité des cas, cette inflammation a une marche lentement envahissante, entrecoupée de périodes de rémission plus ou moins longues.

Certaines de nos observations nous semblent se rapporter à ce genre d'affections.

C'est ici que se vérifie le pronostic fâcheux émis par Erichsen et Vibert, qui ont, du reste, parfaitement vu qu'un grand nombre de malades atteints de ce que l'on appelle la « névrose traumatique », doivent leur affection à une lésion matérielle du système nerveux.

Nous nous rallions complètement à l'opinion de Vibert, lorsqu'il déclare que le pronostic ne peut souvent être formulé avec exactitude dans tel ou tel cas particulier ; c'est là un point qui ressort clairement de notre étude diagnostique, dans laquelle nous avons insisté sur ce fait qu'il est souvent impossible de différencier les troubles nerveux traumatiques dus à une lésion organique de ceux qui sont purement fonctionnels. Mais nous ne croyons pas que la tristesse sans motif, l'angoisse, l'émotivité, le changement de caractère, etc., que Vibert considère comme pathognomoniques des névroses traumatiques graves, puissent différencier les cas dépendant de lésions organiques de ceux qui ne s'accompagnent d'aucune modification matérielle des centres nerveux. Ces symptômes se montrent aussi bien dans l'hystéro-neurasthénie et dans la neurasthénie traumatiques que dans la névrose traumatique grave.

Lorsque l'on aura diagnostiqué une névrose traumatique grave avec lésion probable des centres nerveux, on devra nécessairement porter un pronostic très fâcheux ; la question du pronostic repose donc tout entière sur celle du diagnostic, c'est-à-dire sur l'étude approfondie de l'évolution de la maladie et sur celle de la nature du traumatisme initial.

Y a-t-il eu commotion violente, il faudra immédiatement songer à la possibilité d'une lésion organique ; si la maladie présente une évolution en rapport avec cette prévision, on pourra porter sûrement un pronostic fâcheux.

Les tribunaux exigent ordinairement que les experts déterminent :

1° Si le patient pourra reprendre ses occupations ;

2° Quelle sera la durée probable de la maladie.

Si l'on est capable de poser avec certitude le diagnostic de névrose traumatique grave avec lésion organique probable, on pourra répondre que le malade ne pourra jamais reprendre ses occupations et que son affection durera aussi longtemps que lui.

Mais comme le plus souvent il est impossible de déterminer sûrement la nature organique ou fonctionnelle des troubles nerveux que l'on observe, il faudra mitiger les affirmations : on dira que la maladie en question présente une gravité évidente, et que selon toute probabilité le patient ne pourra jamais reprendre ses occupations comme auparavant ; que la maladie durera probablement jusqu'à la mort du malade, mais que cependant elle pourrait exceptionnellement guérir.

B. Névroses traumatiques pures.

Le pronostic des névroses traumatiques pures est bien moins sombre que celui de la névrose traumatique avec commotion. On peut dire que jamais elles ne mettent la vie du patient en danger ; parfois cependant elles empoisonnent l'existence de ceux qui en sont atteints. La gravité de leur pronostic dépend avant tout de la nature même des accidents : ainsi une hystérie traumatique locale sera beaucoup moins conséquente qu'une hystéro-neurasthénie traumatique. Parcourons rapidement les différentes formes que peuvent prendre les névroses traumatiques pures et examinons le pronostic de chacune d'entre elles.

I. — Hystérie traumatique locale.

L'hystérie traumatique locale guérit assez souvent, soit rapidement, soit seulement après une longue période de temps ; la guérison se produit quelquefois spontanément à la suite d'une émotion vive, d'une frayeur, d'une colère ; d'autres fois elle résulte d'un traitement électrique, suggestif, médicamenteux, etc.

Les paralysies flasques sont les plus bénignes ; elles peuvent persister pendant des mois sans amener d'altérations marquées des muscles ; les paralysies rigides, au contraire, provoquent quelquefois des troubles trophiques importants, tels que des dégénérescences des muscles et des brides fibreuses, qui entraînent des déformations incurables.

On voit qu'il est difficile de préciser le moment où la guérison se produira, mais on peut affirmer la possibilité et même la probabilité de la guérison.

II. — HYSTÉRIE TRAUMATIQUE GÉNÉRALE.

L'hystérie traumatique générale disparaît moins souvent complètement que l'hystérie traumatique locale ; son pronostic n'est pas d'une gravité exceptionnelle, en ce sens que cette maladie ne met pas la vie du malade en danger ; mais l'hystérie traumatique générale, comme du reste toute hystérie vulgaire, peut rendre un individu incapable de tout travail, le rendre inutile pour la société et en faire un véritable parasite.

III. — HYSTÉRIE TRAUMATIQUE LOCALE ET GÉNÉRALE.

Le pronostic de l'hystérie traumatique locale et générale ressort de ce que nous avons dit du pronostic de ces deux affections isolées.

Les manifestations locales peuvent disparaître assez facilement, mais les récidives sont fréquentes et les stigmates généraux de l'affection persistent le plus souvent.

Le pronostic de cette forme de névrose traumatique pure est donc plus grave que celui des deux formes précédentes ; la vie du patient n'est pas en danger, mais sa position sociale peut être perdue à tout jamais.

IV. — NEURASTHÉNIE TRAUMATIQUE.

La plupart des auteurs considèrent la neurasthénie traumatique comme beaucoup plus grave que la neurasthénie vulgaire. Bouveret, par exemple, déclare la première affection plus grave et plus tenace que la seconde : il pense que l'une n'est presque jamais curable, alors que l'autre l'est souvent.

Ces auteurs, confondant les neurasthénies pures avec celles qui s'accompagnent de commotions cérébrales et de lésions organiques des centres nerveux, sont obligés d'admettre une évolution particulière à la neurasthénie traumatique, comme ils doivent, du reste, attribuer à cette affection une symptomatologie et un diagnostic spéciaux.

Si l'on adopte la différenciation que nous avons établie précédemment, la confusion cesse, les cas très graves appartenant à la névrose traumatique avec commotion, les autres à la neurasthénie pure, d'autres encore à l'hystéro-neurasthénie pure.

En se basant sur ce raisonnement, on peut admettre que le pronostic de la neurasthénie traumatique pure est absolument semblable à celui de la neurasthénie vulgaire.

Sans être bénin, ce pronostic est loin d'être aussi sombre que celui de la névrose traumatique grave: la neurasthénie traumatique est assez souvent curable lorsqu'elle est absolument pure et fonctionnelle.

L'hérédité névropathique aggrave certes le pronostic, et l'on peut dire que presque toutes les guérisons se manifestent chez des individus n'ayant aucune tare nerveuse héréditaire. Au contraire, si la neurasthénie traumatique se développe chez un individu dont l'hérédité névropathique est très chargée, elle pourra dégénérer en psychose, en dypsomanie, morphinomanie, etc.

V. — HYSTÉRO-NEURASTHÉNIE TRAUMATIQUE.

Le pronostic de l'hystéro-neurasthénie traumatique pure est à peu près semblable à celui de la neurasthénie traumatique. Ici encore nous avons affaire à une affection purement fonctionnelle, ne portant généralement pas atteinte à la vie du patient, mais lui rendant souvent la vie insupportable. L'hystérie traumatique pure est curable, la neurasthénie traumatique pure l'est également; l'hystéro-neurasthénie traumatique pure l'est aussi, mais moins cependant que chacune de ces deux affections prises séparément.

Les experts chargés d'examiner un malade atteint d'hystéro-neurasthénie traumatique pure pourront, si leur diagnostic est précis, affirmer la possibilité d'une guérison complète, mais ils devront faire remarquer que certains cas analogues ne guérissent jamais complètement et qu'il est impossible de déterminer la durée probable de la maladie.

VI. — Chorée traumatique.

Le pronostic de la chorée traumatique est celui de toutes les chorées, c'est-à-dire qu'il est, en général, bénin, comme dans notre observation XX.

Lorsque la maladie survient chez des individus âgés de plus de 15 ans, elle peut présenter une réelle gravité, elle peut passer à chronicité, devenir incurable et aboutir à la déchéance intellectuelle.

VII. — Épilepsie traumatique.

Le pronostic de l'épilepsie traumatique est semblable à celui de l'épilepsie vulgaire ; il est toujours grave : la démence peut en résulter, la cachexie est fréquente et prépare un terrain favorable au développement des affections graves.

L'attaque elle-même peut occasionner la mort ; la guérison est exceptionnelle.

VIII. — Maladie de Parkinson traumatique.

La maladie de Parkinson traumatique est encore plus constamment grave que l'épilepsie traumatique, puisque, comme toute paralysie agitante, elle ne peut jamais guérir ; elle peut, il est vrai, durer longtemps, mais elle conduit sûrement le malade au tombeau, en le transformant en infirme pour le reste de ses jours.

IX. — Tics convulsifs traumatiques.

Le pronostic des tics convulsifs traumatiques est généralement bénin ; le plus souvent le malade supporte sa maladie et s'y habitue. Quelquefois cependant il se produit des poussées d'aggra-

vation qui conduisent le patient à l'aliénation mentale et au suicide.

Quant au pronostic de la maladie de Basedow, des migraines,
du paramyoclonus multiplex, des spasmes et impotences fonctionnelles d'origine traumatique, il ne présente rien de particulier ;
il est analogue à celui de ces affections se développant sous l'influence de n'importe quelle cause.

CHAPITRE VIII.

Les auteurs décrivent un traitement général applicable à tous les troubles nerveux traumatiques qu'ils englobent généralement sous le nom d'« hystéro-neurasthénie traumatique » : « Lès données actuelles sur la pathogénie de l'hystéro-neurasthénie traumatique, dit Bouveret (1), exercent une influence incontestable sur la direction du traitement. Nous savons qu'il s'agit de troubles purement fonctionnels et qui sont en partie engendrés et entretenus par un état mental particulier du blessé. Il faut donc agir sur cet état mental. »

L'auteur conseille de rassurer le patient, puis de calmer son système nerveux, de le tonifier et de traiter certains symptômes.

Pour calmer le système nerveux, il faut éviter toute excitation fâcheuse et surtout tâcher que le procès que les malades intentent si souvent aux compagnies de chemins de fer se termine le plus vite possible.

Pour tonifier le malade, il faut lui imposer l'exercice, l'alimentation, l'hygiène, l'hydrothérapie, l'électricité, etc.

Enfin, on doit combattre certains symptômes, tels que l'insomnie, la céphalée, la dépression cérébrale, l'anxiété, les palpitations, la dyspepsie, la paralysie, l'anesthésie.

On pourrait croire, *a priori*, que la suggestion hypnotique est capable de guérir ces symptômes ; Bouveret pense qu'il ne faut pas attendre de résultat bien marqué de ce mode de traitement ; il croit que certaines suggestions indirectes sont plus efficaces ; par exemple le simulacre d'une opération, l'application d'un aimant.

Berbez affirme que, dans le traitement des accidents hystéro-

____

(1) Bouveret. *Loc. cit.*, p. 338.

traumatiques, il faut avant tout savoir ne rien faire : « Pas d'appareils contentifs, dit-il. Pas de redressements intempestifs, avec ou sans chloroforme, des contractures douloureuses ou non. En irritant par des violences profondes ou même superficielles (révulsifs de toute nature) la peau, qui peut être à elle seule le point de départ d'une contracture, on n'arrive souvent qu'à rendre incurable le mal qu'on pouvait guérir (1). » L'auteur recommande l'isolement, l'hydrothérapie, l'électricité statique, les aimantations localisées et le transfert; il rapporte une observation de monoplégie du membre supérieur guérie par M. Babinski par quelques séances de transfert. Enfin, Berbez recommande la suggestion, le traitement moral, grâce auquel la paralysie peut insensiblement disparaître : « Nous savons, dit-il (2), que chez les hystériques, ce qu'une suggestion a fait, une suggestion peut le défaire. Chez les hystéro-traumatiques, ce qu'une auto-suggestion a produit doit pouvoir être défait par une auto-suggestion contraire ou par la suggestion imposée par le médecin. La voie est ouverte de ce côté et ne peut que gagner à être suivie. »

Blum pose comme première condition de traitement de l'hystéro-neurasthénie traumatique la cessation du procès que le malade pourrait avoir intenté. Il conseille ensuite de soustraire le patient à tout travail intellectuel difficile, de le bien nourrir, de le faire marcher, de le distraire, de lui éviter toute excitation morale. L'insomnie sera combattue par le bromure, le chloral, les opiacés. Le traitement moral devra jouer un grand rôle : « Le médecin s'efforcera de persuader au patient que son mal, bien que réel, est susceptible d'amélioration progressive (3). »

L'auteur conseille de s'abstenir des médications « à grand fracas », telles que l'électrothérapie, le massage, la gymnastique ; il préconise par contre l'hydrothérapie et le séjour à la campagne.

Patricopoulo, se basant sur la pathogénie même de la neurasthénie traumatique, recommande le traitement psychique : « Le véritable traitement de la maladie est donc la suggestion, dit-il (4) ; il faut s'emparer de la personnalité mentale de son malade et la retourner à son gré. »

(1) Berbez. *Loc. cit.*, p. 120.
(2) Idem. *Ibid.*, p. 125.
(3) Blum. *Loc. cit.*, p. 165.
(4) Patricopoulo. *Loc. cit.*, p. 37.

A cet effet, il considère l'isolement absolu et rigoureux du malade comme une première nécessité indispensable au succès; puis il faudra lui faire faire de l'exercice, lui prouver son amélioration et lui affirmer la certitude de la guérison. Dès que le patient a laissé entrer dans son esprit la possibilité de sa guérison, il est sauvé, sa physionomie devient réjouie « et l'on assiste ainsi à un véritable miracle, à une résurrection (1). »

Pour favoriser cette action suggestive, Patricopoulo préconise le chlorure d'or, médicament qui agit psychiquement d'une façon très favorable sur l'état du patient.

On le voit, il n'y a pas concordance bien grande dans l'opinion des auteurs relativement au traitement des névroses traumatiques; Bouveret espère peu de la suggestion; Berbez la considère comme très utile; Bouveret et Berbez conseillent l'hydrothérapie, l'électricité, le massage, etc.; Blum recommande de s'abstenir de ces médications « à grand fracas ».

Indépendamment de ces divergences d'opinion des auteurs, on peut remarquer des contradictions dans les conseils émis par un même praticien : Bouveret insiste sur le traitement moral du malade et il croit, d'autre part, que la suggestion ne peut amener aucun résultat. Mais le traitement moral n'est-il pas un traitement suggestif? N'est-ce pas agir par suggestion que de rassurer le malade, de lui inculquer la certitude de la guérison? Peut-être l'auteur veut-il dire que la suggestion à l'état de veille est capable de guérir le malade, alors que la suggestion hypnotique ne peut donner aucun résultat? Mais n'est-ce pas là une contradiction flagrante et peut-on, dans l'état actuel de la science, soutenir une telle opinion?

Nous aurons l'occasion de traiter cette question plus loin; pour le moment, qu'il nous suffise de constater que l'étude du traitement des névroses traumatiques a été très négligée jusqu'à présent. Aussi allons-nous nous efforcer de préciser un peu mieux la thérapeutique de ces affections. Afin d'en faire une étude sérieuse, nous devons reprendre successivement les différentes formes que peuvent revêtir les accidents nerveux consécutifs aux traumatismes.

(1) PATRICOPOULO. *Loc. cit.*, p. 38.

A. Névrose traumatique grave avec commotion et lésions organiques probables.

Quel doit être le traitement de ces accidents? Peut-il se confondre avec celui des névroses traumatiques pures? Évidemment non! La maladie consistant en une lésion cérébro-spinale dont les manifestations sont souvent couvertes par les symptômes fonctionnels, la thérapeutique devra s'efforcer d'arrêter l'envahissement progressif de l'inflammation, tout en cherchant à mitiger les désordres fonctionnels.

La lésion étant en général une méningo-encéphalo-myélite chronique, le traitement essentiel de l'affection qui nous occupe se rapprochera beaucoup de celui de la méningite chronique, de l'encéphalite chronique et de la myélite chronique.

C'est dire qu'il ne faut pas en attendre de résultats bien marqués.

On emploiera les révulsifs sous forme de pointes de feu, vésicatoires, cautères, etc., à la nuque ou le long de la colonne vertébrale; on prescrira les iodures alcalins à dose faible pendant longtemps.

Indépendamment de ce traitement qui s'adresse à la cause même de la maladie, on surveillera l'état des voies digestives et l'état général qui nécessiteront des médications diverses qu'il serait trop long de détailler ici.

Enfin, on combattra les symptômes nerveux fonctionnels par les calmants, le traitement moral et quelquefois la suggestion.

B. Névroses traumatiques pures.

Le traitement des névroses traumatiques pures sera tout différent de celui de l'affection précédente. Ici, il n'existe aucune lésion organique, tous les symptômes sont purement fonctionnels; il ne s'agira plus d'appliquer la révulsion ni de prescrire les iodures, la médication ne devra s'adresser qu'aux perturbations névrosiques du système nerveux.

I. — HYSTÉRIE TRAUMATIQUE LOCALE.

Nous dirons, avec Berbez, que « dans le traitement de l'hystérie traumatique locale, il faut avant tout savoir ne rien faire », c'est-à-dire qu'il ne faut ni s'efforcer de redresser les contractures, ni appliquer des appareils contentifs, sous peine de voir le mal s'aggraver considérablement. On devra surtout rassurer le malade, lui promettre une guérison rapide, le mettre à l'abri de toutes les excitations fâcheuses, s'efforcer d'amener la terminaison du procès que le malade pourrait avoir intenté.

On obtiendra souvent aussi de bons résultats de la suggestion faite soit à l'état de veille, soit à l'état hypnotique.

Indépendamment de ce traitement moral, on soumettra le patient à une thérapeutique tonifiante et calmante, on conseillera dans certains cas l'hydrothérapie, le massage, la gymnastique, l'électrothérapie, l'aimantation, en persuadant bien au malade que ces moyens auront une puissante action sur son affection.

Pour prouver la valeur thérapeutique de la suggestion dans l'hystérie traumatique locale, nous allons rapporter une observation de Bernheim.

OBSERVATION XXV. (BERNHEIM, obs. IX, p. 262 (1).)

« Ch...., Augustine, 33 ans, lingère, célibataire, entre à l'hôpital le 9 mars 1889, pour une douleur avec paralysie du membre supérieur droit. A l'âge de 16 ans, elle a eu un rhumatisme articulaire aigu qui l'a tenue alitée pendant quatre mois avec battements de cœur. Depuis ce moment, elle serait sujette à de l'essoufflement et à des palpitations. En 1884, elle a eu une jaunisse avec fièvre typhoïde qui aurait duré quatre mois. En décembre, à la suite d'une frayeur, elle eut une crise de nerfs qui dura un quart d'heure, avec strangulation, sans perte de connaissance.

» Il y a onze jours, elle tomba de l'escalier, d'une hauteur de dix-sept marches, sans se faire de mal, car elle put seule remonter et redescendre les escaliers. La chute eut lieu vers 6 heures du soir. A 11 heures, les douleurs commencèrent dans le genou et les mollets, puis se propagèrent

____

(1) BERNHEIM. *Hypnotisme, suggestion, psychothérapie.* Paris, 1891.

à la cuisse et aux reins, sans gagner le pied. Le lendemain, elle ne pouvait remuer la jambe droite, sur laquelle elle était tombée; elle ne put se lever; les voisins durent s'occuper d'elle et lui donner à manger. Cet état persistant, on se décida à la transporter à l'hôpital.

» *État actuel* (12 mars). — Constitution assez bonne; tempérament nervo-arthritique. Pouls 80, régulier, égal. Langue un peu chargée. Peu d'appétit. Elle est habituellement constipée et a après ses repas quelques renvois et aigreurs sans régurgitation. La pointe du cœur bat au cinquième espace sur le bord axillaire antérieur (hypertrophie); on perçoit un souffle présysto-lique et systolique mitral. A l'examen de la poitrine, on constate une sonorité normale; à l'auscultation, de l'inspiration rude avec expiration soufflée dans la fosse sus-épineuse droite. La malade est d'ordinaire bien réglée, pas très abondamment. Elle a eu cependant parfois de l'aménorrhée pendant deux ou trois mois.

» Les douleurs dans la jambe et la cuisse n'affectent pas un trajet ni une localisation précise, mais sont généralisées; elles ne s'accompagnent pas d'engourdissement et de fourmillements; elles n'existent pas au repos, mais se produisent au moindre mouvement et à la pression, dans tout le membre.

» Le 10 et le 11 mars, avant que la malade n'eût été complètement exami-née, j'essaye de l'hypnotiser. Elle est très impressionnable, mais très méfiante; le sommeil est douteux dans les deux premières séances. Cepen-dant les douleurs diminuèrent beaucoup à la suite de la suggestion.

» Le 12 mars, la malade soulève spontanément le pied à environ 5 centi-mètres du lit, ce qu'elle ne pouvait faire à son entrée. Elle plie bien les orteils, fléchit et étend bien le pied, mais ne peut plier que très peu le genou, et en se tenant le jarret. En le faisant, elle ressent une douleur très vive et la respiration devient haletante. Elle ne peut fléchir la cuisse. Depuis la suggestion d'avant-hier, la jambe n'est plus douloureuse. Mais quand on touche n'importe quel point du jarret, la malade ressent une douleur qui remonte le long de la cuisse, sans propagation vers la jambe ou le pied. De plus, hyperesthésie à la pression sur toute la face postérieure de la cuisse, dans la région lombaire, dans l'aine droite, sur la partie gauche du thorax, dans tout le ventre. On remarque deux petites ecchymoses sur le tiers infé-rieur de la jambe droite. Pendant l'examen, la respiration de la malade est haletante, sa face est anxieuse, sa jambe tremble. Je l'hypnotise en sommeil profond avec amnésie au réveil.

» Le 13 mars, même état. N'a pas dormi la nuit. Continuation de la sug-gestion tous les jours.

» Le 14 mars, a passé une bonne nuit. L'hyperesthésie existe encore.

» Le 16 mars, l'hyperesthésie a disparu hier, après la suggestion. La malade a pu un peu marcher. Le sommeil de la nuit est toujours entrecoupé. L'amélioration continue les jours suivants, à la suite de chaque suggestion.

» Le 21 mars, la malade va bien, marche bien, dort bien. N'a plus aucune douleur. Ne se plaint plus que des sueurs nocturnes qu'elle avait déjà avant sa chute.

» Le 3 mai, la guérison se maintient. »

II. — Hystérie traumatique générale.

Dans l'hystérie traumatique générale, on n'aura qu'à traiter l'état général selon les règles que nous venons de donner. Surtout que l'on n'oublie pas d'essayer la suggestion, qui ne réussit certes pas toujours, mais qui souvent amène une amélioration notable qui s'accentue de plus en plus jusqu'à la guérison complète, comme dans notre observation VI. Les échecs que l'on essuie lorsque l'on veut entreprendre une cure psychothérapique, dépendent, le plus souvent, de l'impatience des praticiens qui s'imaginent que si la maladie doit guérir par ce procédé, ce doit être en une ou deux séances.

Le médecin qui, confiant en l'électrothérapie, soumettra patiemment son malade à des séances journalières d'électricité, statique ou dynamique, essaye une ou deux fois, et souvent sans conviction, le traitement psychothérapique, puis l'abandonne brusquement, soit qu'il n'ait pu endormir son malade, soit qu'il n'ait obtenu aucun résultat.

Mais que dirait-il si un de ses confrères niait l'efficacité de l'électrothérapie en se basant sur un ou deux essais impuissants?

On n'obtiendra de la suggestion des résultats réels qu'en s'armant de patience : la suggestion ne peut détruire en cinq minutes des auto-suggestions datant de plusieurs mois ou de plusieurs années.

Mais si l'on persévère, si l'on répète journellement la suggestion, on verra bientôt l'amélioration se produire et s'accentuer de plus en plus. C'est ainsi que nous avons procédé chez nos malades des observations VI, VII et XV, c'est ainsi que nous traitons tous les malades que nous soumettons au traitement suggestif, et ce n'est que de cette façon que l'on peut en obtenir de bons résultats.

Voici encore trois observations prouvant la puissance curative de la suggestion dans ces cas.

Observation XXVI. (Bernheim, obs. XIII, p. 274.)

« Mlle X...., de Châlons, âgée de 20 ans, m'est adressée par son médecin et vient me voir le 12 septembre 1889, pour des symptômes hystériques d'origine traumatique.

» Sa mère, morte depuis plusieurs années, était névropathe, sans particularités spéciales. A part une implantation vicieuse et des malformations de certaines dents, Mlle X.... est bien constituée et assez intelligente. Vers l'âge de 10 ans, elle fut atteinte d'un rhumatisme articulaire grave. Mais depuis elle s'est bien portée jusqu'au mois de novembre 1888 (vers le 10), où, en ouvrant une huche à pain, elle laissa retomber le couvercle sur sa tête. Depuis ce temps, elle se plaint d'une douleur de tête continue, contusive sur le crâne, avec exacerbation. Le 14 décembre, dit-elle, elle commença à avoir des secousses convulsives des plus variées. Presque tous ses muscles entrent alternativement en jeu, agités par un tic convulsif. « C'était
» d'abord la bouche qui était tirée d'un côté ; après, les yeux ont commencé à
» clignoter ; au bout de quelques jours, le front se plissait, puis le nez ; les
» oreilles étaient tiraillées en divers sens ; des grincements de dents ; le cou
» était convulsivement porté en arrière, ou des deux côtés ; les mains, les
» jambes, la langue, l'estomac, le ventre aussi prenaient part à ces mouvements
» convulsifs. » Ces contractures duraient deux minutes ; elles n'étaient jamais généralisées. Tantôt c'étaient les muscles de la bouche, tantôt ceux des yeux, jamais les deux groupes ensemble. De même les membres supérieurs et inférieurs ne se contractaient jamais simultanément. Tantôt les uns, tantôt les autres : soit les deux mains ou l'une seulement, soit les deux pieds ou l'un seulement.

» Les contractures duraient environ deux minutes et se répétaient dix à quinze fois par jour. Jamais de perte de connaissance, pas de sensation de boule ni de strangulation.

» Au moment où ces contractures commençaient, ou un peu auparavant, la malade devenait triste, anxieuse : « J'avais peur, dit-elle, d'avoir fait du
» mal à tout le monde, je me trouvais tout à fait drôle jusqu'à ce que c'était
» en train. »

» Tous les traitements antispasmodiques, bromure, etc., échouèrent successivement. L'hypnotisation fut essayée à Châlons, et malgré plusieurs séances, l'hypnose étant profonde, il n'y eut pas de modification persistante. Nous ne savons si la suggestion a été faite convenablement.

» Le 12 septembre, j'endors Mlle X....; elle s'endort instantanément au simple mot : « Dormez. » Elle est en sommeil profond cataleptisable, hallucinable, amnésique au réveil. Je suggère la disparition des contractures, le retour du sommeil, etc....

» Le 13, elle me dit avoir bien dormi la nuit ; elle n'a plus eu de douleurs de tête. Le matin seulement, elle a eu quelques mouvements des yeux et de la bouche ; toute la journée d'hier elle n'a rien ressenti. Ajoutons que depuis le début de l'affection, la malade avait de l'insomnie fréquente ; elle ne dormait que deux nuits par semaine, en moyenne.

» Après trois séances, les mouvements anormaux ont complètement disparu, si bien que je n'ai pas eu occasion de les constater moi-même. Le sommeil est parfait toutes les nuits ; la douleur de tête a aussi disparu. Mlle X.... se sent mieux moralement, plus forte de caractère. Elle a hâte de rentrer chez elle. J'ai grand'peine de la retenir jusqu'au 19, jour où je l'hypnotise pour la huitième et dernière fois.

» A la date du 25 octobre, une lettre de son médecin m'apprend que la guérison ne s'est pas démentie. »

OBSERVATION XXVII. (BERNHEIM, obs. XV, p. 277.)

« L...... Gustave, 21 ans, cordonnier. Entre à l'hôpital le 17 juillet, sort le 20 juillet 1886. Habituellement bien portant ; pas de maladie antérieure. Le 14 juillet, après avoir été exposé au soleil, il fut serré dans la foule, à la revue, et ressentit des frissons avec tremblement et claquement de dents. Rentré chez lui, il eut des étourdissements, avec sensation de malaise jusqu'au soir ; mais pourtant il déjeuna comme d'habitude. Le soir, il alla voir le feu d'artifice ; en revenant, il fut pris de vertige et de battements de cœur, qui durèrent deux heures. Puis il tomba à la renverse, avec convulsions dans les mains et les jambes, trismus et écume à la bouche. Les battements de cœur furent suivis de sensation de strangulation. Il se débattait, était contracturé et ne pouvait crier. On le couche à 1 heure du matin. La chute avait été précédée de douleurs lancinantes s'irradiant jusque vers le rebord costal : ces douleurs durèrent jusqu'à 3 heures du matin, puis le malade s'endormit. Le lendemain, il ressentait encore des élancements douloureux, avec battements de cœur, céphalalgie frontale et occipitale gravative très forte. Bourdonnements d'oreille à gauche. N'a rien mangé ; n'a pas dormi ; pas de selles. Il avait encore des vertiges et dut plusieurs fois s'approcher du mur pour ne pas tomber. La nuit du 16 au 17 fut bonne. Depuis, les symptômes vont en s'améliorant.

» Auparavant, L.... était sujet aux crispations de nerfs, irritable ; quand il ne pouvait passer sa colère, il avait une sensation de strangulation. Il y a deux ans, à la suite d'une colère, il tomba.

» Sujet aux migraines (une fois par semaine, céphalalgie frontale). Pas d'excès habituels. Parmi ses antécédents de famille, nous relevons que sa mère aurait des crises de nerfs. Il a eu un frère qui est mort à 4 ans d'une méningite.

» *État au 19 juillet.* Constitution délicate. Tempérament lymphatico-nerveux. Apyrexie. Pouls : 80, régulier, égal. Rien d'anormal au cœur. Langue un peu blanche. Pas d'appétit, pas de selles depuis trois jours. Habituellement digestion bonne. Respiration nette.

» On constate une hyperesthésie douloureuse à la pression dans les cinquième, sixième, septième espaces intercostaux gauches, et à la région hypocondriaque gauche. La sensibilité à la piqûre est moins marquée à gauche qu'à droite. Pied bot, varices congénitales à droite.

» Le malade a encore, par moments, des vertiges.

» Hypnotisé, pour la première fois, par simple occlusion des yeux, il entre en somnambulisme (catalepsie, contracture, transfert suggestif). *Au réveil, après suggestion, il n'a plus de douleurs à la pression, et la sensibilité est égale des deux côtés.*

» Le 20, le malade a bien dormi, n'accuse plus de vertiges, ni de douleurs. L'appétit est revenu. Il demande sa sortie. »

OBSERVATION XXVIII. (BERNHEIM, obs. XVI, p. 278.)

« M...., Victorine, 18 ans, repasseuse, est entrée à l'hôpital dans la nuit du 6 au 7 juin 1889. Vers 8 heures du soir, elle avait été battue sur l'escalier de sa maison par une femme habitant la même maison, sans cause connue, cette femme étant, suppose-t-elle, ivre. Elle fut prise immédiatement de convulsions hystériques qui se répétèrent coup sur coup, avec strangulation, cris, grands mouvements. On ne put les arrêter et on l'amena à l'hôpital vers minuit. Elle n'a jamais eu de maladie antérieure. Elle est habituellement bien réglée. C'est une fille forte, grosse, bien constituée, d'une intelligence faible, d'un tempérament nerveux, très irritable. Je constate, le 20 juin, de l'anesthésie avec analgésie générale; absence de sens musculaire. La pression de la région abdominale seule détermine de la douleur partout. L'odorat est aboli; la vision est conservée, mais il y a dyschromatopsie; le rouge est vu jaune; le violet foncé, gris; le bleu, jaune; le blanc, bleu. De temps en temps, la malade a un certain degré de contracture dans les membres. Depuis 1 heure du matin, elle n'a pas eu de crise; elle n'accuse ni strangulation ni douleurs; toutes les fonctions, respiratoire, cardiaque, digestive, sont normales. On ne constate aucune trace de contusion sur le corps.

» J'applique, sans rien dire, une pièce d'or sur le pied gauche; au bout de dix minutes, la sensibilité n'est pas revenue. Je remets la même pièce au même endroit, en prévenant la malade que la sensibilité va revenir sur toute la moitié gauche du corps. Au bout de dix minutes, je constate en effet *que toute la moitié gauche du corps exactement a recouvré la sensibilité tactile et à la douleur et le sens musculaire;* la moitié droite reste insensible. La dyschromatopsie persiste.

» 27 juin : Dans la journée d'hier, la malade accusait une douleur vers la région axillaire droite, douleur qui l'a empêchée de dormir. La sensibilité tactile et à la douleur existe sur le membre inférieur gauche. Une piqûre d'épingle ou une pression légère sont bien ressenties au membre inférieur droit, mais moins distinctement au membre supérieur; le côté droit de la face reste analgésique. La dyschromatopsie persiste; les odeurs ne sont pas perçues; le sel mis sur la langue n'est pas perçu. L'oreille gauche n'entend pas le tic-tac de la montre; l'oreille droite le perçoit à 30 centimètres.

» J'hypnotise la malade, qui entre facilement en somnambulisme, et je suggère le retour de la sensibilité. Immédiatement après le réveil, elle existe partout, mais quelques instants après, explorant de nouveau, je constate une hémianesthésie droite complète. La douleur de côté a disparu.

» Je continue les jours suivants à faire la suggestion hypnotique. *La sensibilité reparaît nette et définitive dès la seconde séance; la dyschromatopsie a disparu définitivement, l'olfaction est restaurée. L'ouïe est rétablie après la troisième séance.*

» Le 6 juillet, la malade, complètement guérie, quitte l'hôpital. »

III. — HYSTÉRIE TRAUMATIQUE LOCALE ET GÉNÉRALE.

Ce que nous venons de dire du traitement de l'hystérie traumatique locale et de l'hystérie traumatique générale s'applique en totalité à l'hystérie traumatique locale et générale. Cette dernière affection n'étant que la combinaison des deux premières, son traitement reposera sur la combinaison du traitement des deux premières formes de l'hystérie traumatique.

IV. — NEURASTHÉNIE TRAUMATIQUE.

Comme pour l'hystérie traumatique, il faudra s'efforcer de traiter le moral du malade atteint de la neurasthénie traumatique, et nous sommes tout disposé à admettre, avec Patricopoulo, que « le véritable traitement de la maladie est la suggestion ». Ce que nous entendons par suggestion, ce n'est pas seulement l'hypnotisation, mais encore la persuasion à l'état de veille; on parvient ainsi à s'emparer de la personnalité de son malade.

A cet effet, on le rassurera sur son état, on lui garantira la guérison, on lui évitera toutes les excitations violentes, on tâchera d'amener la cessation du procès si le patient en avait intenté un; enfin, on essayera la suggestion hypnotique telle qu'elle a été décrite précédemment, c'est-à-dire en la continuant pendant long-temps.

On s'efforcera de maintenir un état général satisfaisant et d'entretenir le bon fonctionnement des voies digestives; dans ce but, on devra recourir à des médications variées qu'il serait trop long de décrire.

On emploiera quelquefois l'hydrothérapie, l'électrothérapie, l'aimantation, le massage, etc.

Enfin, on devra combattre certains symptômes, tels que l'insomnie, la céphalée, la dépression psychique, les palpitations.

V. — Hystéro-neurasthénie traumatique.

Le traitement de l'hystéro-neurasthénie traumatique ressort de celui de l'hystérie traumatique et de celui de la neurasthénie traumatique. Nous ne croyons pas devoir répéter les indications qui ont été préconisées à propos de chacune de ces affections.

VI. — Chorée traumatique.

Le traitement de la chorée traumatique ne diffère en rien de celui de la chorée ordinaire ; on s'adressera tout d'abord au moral du malade, on le soumettra à une médication tonique ou antispasmodique, suivant les indications ; enfin on lui conseillera l'hydrothérapie, l'électrothérapie, le massage, l'aimantation et la psychothérapie, suivant les cas.

VII. — Épilepsie traumatique.

Dans l'épilepsie traumatique, on insistera encore sur le traitement moral et suggestif, on tonifiera le malade et l'on sera en droit, si ces moyens ne réussissent pas, d'essayer les divers médicaments préconisés contre l'épilepsie ordinaire.

VIII. — Maladie de Parkinson traumatique.

Le traitement de la maladie de Parkinson traumatique se résume en somme à l'hygiène ; on pourra et l'on devra même rassurer le malade, lui promettre la guérison, employer les aimants, l'hydrothérapie, le massage, l'électrothérapie, etc. Mais l'on saura que tous ces moyens sont purement palliatifs et que l'affection dont on s'efforce de combattre les symptômes résiste à tous les traitements.

IX. — TICS CONVULSIFS TRAUMATIQUES.

Les tics convulsifs traumatiques sont également fort rebelles au traitement, mais ils ne mettent généralement par la vie en danger. On pourra essayer différentes médications sans en espérer cependant des résultats bien marqués.

Quant au traitement de la maladie de Basedow, des migraines, du paramyoclonus multiplex, des spasmes et des impotences fonctionnelles d'origine traumatique, il est absolument semblable à celui de ces affections se produisant sous l'influence d'une cause quelconque.

Ces cas sont d'ailleurs trop rares pour que nous nous croyions autorisé à en faire une étude approfondie.

TABLE DES MATIÈRES.

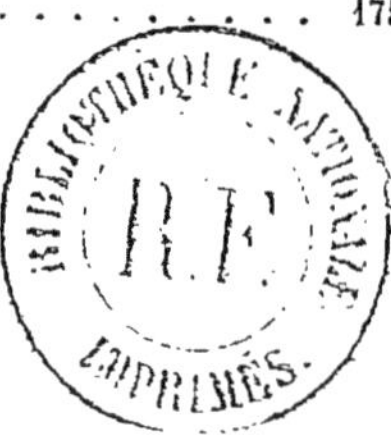

www.ingramcontent.com/pod-product-compliance
Ingram Content Group UK Ltd.
Pitfield, Milton Keynes, MK11 3LW, UK
UKHW022222120726
13694UKWH00002B/658